Reinaldo Vázquez Oliva
Rosío De La Caridad Estrada Fonseca
Osvaldo Amador Aguiar

Cardiopatía isquémica

Reinaldo Vázquez Oliva
Rosío De La Caridad Estrada Fonseca
Osvaldo Amador Aguiar

Cardiopatía isquémica

Factores de riesgo asociados a los adultos mayores.

Editorial Académica Española

Imprint

Any brand names and product names mentioned in this book are subject to trademark, brand or patent protection and are trademarks or registered trademarks of their respective holders. The use of brand names, product names, common names, trade names, product descriptions etc. even without a particular marking in this work is in no way to be construed to mean that such names may be regarded as unrestricted in respect of trademark and brand protection legislation and could thus be used by anyone.

Cover image: www.ingimage.com

Publisher:
Editorial Académica Española
is a trademark of
Dodo Books Indian Ocean Ltd. and OmniScriptum S.R.L publishing group

120 High Road, East Finchley, London, N2 9ED, United Kingdom
Str. Armeneasca 28/1, office 1, Chisinau MD-2012, Republic of Moldova, Europe
Printed at: see last page
ISBN: 978-613-9-40562-6

EXERGO.

``…El médico será algo más que alguien que atiende a uno que se enferma y va al hospital, sino que tendrá un papel especial en la medicina preventiva, …, en fin, será un << Guardián de la Salud >>´´. (1983)

Fidel Castro Ruz

DEDICATORIA:

Dedico este trabajo:

- A mis hijos, Alejandra, Alessandra, Dany mi mayor tesoro, por ser mi inspiración y la fuerza que impulsa mis días.
- A mi esposa Gleibis por su amor y por ser mi apoyo incondicional.
- A mis padres Gisela y Rafael por ayudarme siempre.
- A todos los que confiaron en que podría llegar al final.

AGRADECIMIENTOS:

Agradezco:

- A mi familia en especial a mis padres porque llenan mi vida de motivos para seguir luchando.
- A la Revolución que me dio la oportunidad de mi superación profesional y hacer realidad mis sueños.
- A mi Tutor por su ayuda en esta etapa tan importante de mi vida.
- A las amistades que me ayudaron y que siempre confiaron en mí.

RESUMEN:

Las enfermedades cardiovasculares se ubican entre las principales causas de muerte en el mundo. La cardiopatía isquémica constituye uno de los principales problemas de salud en el adulto mayor su incidencia sigue una curva ascendente y presenta una elevada mortalidad, con el objetivo de determinar los factores de riesgos asociados a la cardiopatía isquémica en adulto mayores, del consultorio 8 del área de salud Manacas durante 2019, se realizó un estudio casos Y controles, El grupo de casos se conformó con 34 adultos mayores con diagnóstico de cardiopatía isquémica y se apareó 1:1 según sexo para los controles. El análisis estadístico se realizó por método porcentual y odds ratio. Resultó que el 61.7% de los casos perteneció al sexo masculino y el 79.5% mayores de 70 años, se constató en el 47% angina; se identificó una probabilidad de que desarrolle una cardiopatía 5 veces más en pacientes con antecedentes de cardiopatía isquémica en familiares de primer grado, 2 veces más en fumadores, 12 veces más en diabéticos, 23 veces más para los hipertensos, 15 veces más los pacientes con dislipidemia y aproximadamente 6 veces más en los obesos. Las cardiopatías isquémicas en adultos mayores del consultorio 8 del área de Manacas predominan en pacientes masculinos y se incrementa directamente proporcional a la edad. La angina es la más frecuente. Todos los factores estudiados se comportaron como predisponentes para el desarrollo de cardiopatías destacan la hipertensión arterial, la dislipidemia y la diabetes mellitus por ese orden.

INDICE:

INTRODUCCIÓN

Los antecedentes de la descripción de las patologías coronarias se remontan a los pueblos que ocuparon la Mesopotamia donde el corazón fue considerado como el centro de los movimientos del alma, dentro de una medicina teocrática, profundamente religiosa y practicada por sacerdotes, durante el esplendor de la civilización egipcia se describe en el papiro de Ebers, que fue hallado en la tumba de TEBAS el infarto de miocardio

``… si examina aun hombre porque está enfermo del corazón y tiene dolores en los brazos, en el pecho y en un costado de su corazón… la muerte lo amenaza…´´

En Grecia, los trabajos atribuidos a Hipócrates contienen muchas descripciones clínicas acerca del tema donde describe las características e irradiación del dolor cardiaco. (1)

Cuando se dice infarto de miocardio se refiere actualmente a la muerte celular cardiaca por isquemia a causa de un desbalance de la perfusión demanda. (2)

La cardiopatía isquémica en los adultos mayores tiene más probabilidad que en las personas jóvenes, el envejecimiento puede causar cambios en el corazón y en los vasos sanguíneos que puede aumentar el riesgo de que una persona pueda desarrollar una enfermedad cardiovascular, su cambio más común es el aumento de la rigidez de las arterias mayores, llamado arteriosclerosis (3) . Las enfermedades cardiovasculares constituyen la primera causa de muerte en este sector, en los ancianos la presentación clínica suele ser atípica siendo más común el infarto agudo de miocardio sin elevación del ST. (4)

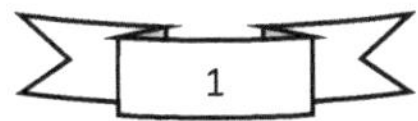

El infarto del miocardio, por su parte, es la presentación más frecuente de la cardiopatía isquémica, La Organización Mundial de La Salud estimó que en el año 2012 el 12.6 % de las muertes a nivel mundial se debieron a una cardiopatía isquémica que es la principal causa de muerte en países desarrollados y la tercera causa de muerte en países en vía de desarrollo, después del sida e infecciones respiratorias bajas. (5)

En países desarrollados como los ESTADOS UNIDOS, las muertes por cardiopatías son más numerosas que la mortalidad por cáncer. Las coronariopatías causan una de cada 5 muertes en los Estados Unidos y donde más de un millón de personas sufren un ataque coronario cada año, de los cuales un 40% morirá como consecuencia del infarto. De modo que un estadounidense morirá cada minuto de un evento coronario patológico. (6

En la India, la enfermedad cardiovascular es la principal causa de muerte. En este país un tercio de las muertes durante el año 2007 se debieron a una enfermedad cardiovascular, cifra que se espera que +aumente de un millón en 2020 y 1.6 millones en 2025, a dos millones para el año 2030 (7)

En Europa, las enfermedades cardiovasculares son la primera causa de fallecimiento entre hombres y mujeres, siendo responsables de casi la mitad de las muertes (42%). Son, asimismo, la principal causa de invalidez y de disminución en la calidad de vida. Aunque existen importantes divergencias entre los países del entorno europeo en las cifras de prevalencia de las enfermedades cardiovasculares y el impacto y evolución de los distintos factores de riesgo, el problema es común en todos los países. (8) En España, como en el resto de los

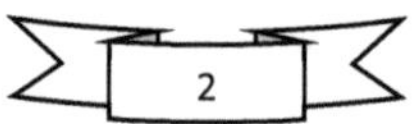

países del área mediterránea, la mortalidad por enfermedad cardiovascular es la mitad de la que se observa en los países del norte de Europa y EE. UU y un tercio de la observada en los países del este de Europa, aun así, siendo las enfermedades cardiovasculares la principal causa de muerte y enfermedad (9)

En el año 2002 ocasionaron 125.797 muertes, lo que supone el 34% de todas las defunciones (el 30% en varones y el 39% en mujeres). No obstante, por sexos, sólo en las mujeres la enfermedad cardiovascular es la primera causa de muerte (en los varones es la segunda, tras los tumores), y por grupos específicos de edad, las enfermedades cardiovasculares son la primera causa de muerte sólo a partir de los 70 años de edad, situándose en segunda posición, detrás de los tumores, en personas de edades medias. (10)

En México las enfermedades del corazón figuran en primer lugar como causa de muerte desde hace 20 años y dentro de ellas, la cardiopatía isquémica alcanza el 41,9 por ciento del total de las defunciones anuales por enfermedades del corazón. (11)

En Chile constituye la principal causa de muerte y la edad uno de los principales factores asociados a la mortalidad, lo que conduce a que la mortalidad en pacientes adultos mayores sea aún mayor. (12)

Se estima que en 2017 fallecieron por esta causa18,1 millones de personas, de las cuales el 80 %vivía en países de bajo y medianos ingresos. (13)

En el 2017 ocurrieron en las Américas 1.5 millones de muerte por enfermedad cardiovascular, en América Latina y El Caribe la enfermedad del corazón representa el 31% del total de las defunciones predominando el grupo etario de 65años y más. (14)

En Ecuador las enfermedades cardiovasculares ocupan el primer lugar entre las causas de mortalidad y dentro de ellas el infarto de miocardio. Su incidencia es cercana a las 40 000 personas al año, lo que significa que cada 12 minutos un ecuatoriano sufre un infarto (15)

La enfermedad isquémica del corazón y particularmente el infarto del miocardio es la causa número uno de mortalidad cardiovascular en la población adulta de Venezuela. En Venezuela la cardiopatía isquémica es responsable de 31. 338 muertes anuales es decir el 18% de toda la mortalidad y el 58% de la mortalidad por enfermedad cardiovascular (16)

En Cuba a pesar de la introducción de la estreptoquinasa y del sistema integrado de urgencias médicas, en la década de los noventa el infarto del miocardio sigue teniendo un notable impacto en la salud de la población, desde 1940 los padecimientos cardiovasculares encabezan las estadísticas de defunciones, representa la primera causa de muerte en ambos sexos, con una media de 11.5 años de vida potencialmente perdidos como consecuencia de la enfermedad (17) . En Cuba en el 2016 las enfermedades del corazón ocuparon, la primera causa de muerte con un total de 24 462 fallecimientos de ellas 66,05 % fueron por enfermedades isquémicas y de estas 44,42 fueron por infarto de miocardio .Las provincias de mayor incidencia fueron La Habana , Santiago de Cuba Matanzas ,Holguín y Villa Clara ,ocupando en el año el 2016 la mortalidad por enfermedades del corazón el segundo lugar en los grupos de 15-

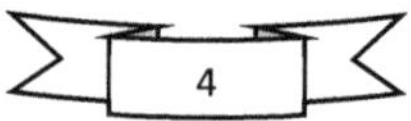

49 años y de 50-64 años, así como el primer lugar después de los 65 años (18).

Las enfermedades isquémicas del corazón produjeron ese periodo un total de 16 435 defunciones para una tasa de 146,43, por cada 100 000habitantes y de ellas 7022 fueron provocadas por infarto de- miocardio (19). La tasa de mortalidad por enfermedades cardiovasculares se ha incrementado desde148,2 por 100 00o habitantes en 1970 hasta 241,6 en el año 2017 (20) .

Según datos publicados en el Anuario de salud del 2020 en Cuba en el 2018 se produjeron25 766 muertes por enfermedad cardiovascular mientras que en 2019 el número se elevó a 26 736 (21)

En Villa Clara en el año 2016 la tasa bruta de defunciones por cardiopatía isquémica superó a la nacional. En el mismo periodo de tiempo en Villa Clara fallecieron por enfermedades cardiovasculares 2716 personas. El municipio de Santa Clara ocupa uno de los primeros lugares en muertes por cardiopatías isquémicas, relacionadas con los múltiples factores de riesgos y la edad, que funge como uno de los más importantes, debido a que es la provincia con mayor envejecimiento poblacional del país (22). En Santo Domingo en el 2019 la segunda causa de muerte constituyo las enfermedades del corazón con una tasa de 218,4 %por cada 10 000 habitantes predominando el grupo de edades 75 años y más, comportándose en la localidad de Manaca como una de las principales causas de muerte (23)

A pesar de los avances en el tratamiento del infarto agudo de miocardio, el impacto de las medidas de prevención se contrarresta con el alarmante incremento de la obesidad, la hipertensión arterial, la diabetes mellitus el

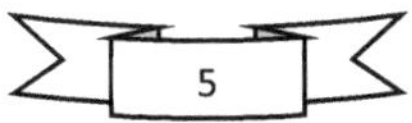

envejecimiento de la población y la aparición de otras comorbilidades, como la insuficiencia renal. (24)

EL control de los factores de riego es un elemento imprescindible para la prevención primaria y secundaria de las enfermedades cardiovasculares. Estos interactúan entre sí, de forma tal que la suma de varios de ellos tiene un efecto multiplicativo sobre el riesgo global. La mejor herramienta para establecer prioridad en prevención primaria cardiovascular es la estimación precisa del riesgo cardiovascular. (25)

El conocimiento de los factores de riesgo, así como su magnitud supone un gran avance para un mejor entendimiento de esta patología cardiaca y de esta forma plantear estrategias de impacto para poder disminuir su incidencia y las consecuencias de la misma, e irreversible como es la mortalidad (26)

Problema científico:

Por todo lo antes expuesto nos motivamos a realizar esta investigación para dar respuesta a la interrogante:

¿Cuáles son los factores de riesgos, asociados a la cardiopatía isquémica en los adultos mayores en el CMF no 8 del policlínico Manacas, en el periodo 2019-2020?

OBJETIVOS:

GENERAL:

Determinar los factores de riesgo asociadas a las cardiopatías isquémicas en el adulto mayor en el periodo 2019-2020 en el CMF no 8 del policlínico Manacas

ESPECÍFICOS:

1. Describir el grupo de casos según variables clínico epidemiológico de interés

2. Comparar ambos grupos según factores de riesgo de cardiopatía isquémica

MARCO TEORICO

El aumento de la prevalencia y las hospitalizaciones por insuficiencia cardiaca en los países desarrollados en las últimas décadas hace de la cardiopatía isquémica una de las epidemias cardiovasculares del siglo xxl. Cuba es un país en vía desarrollo, sin embargo, muchos de sus indicadores de salud se acercan a los desarrollados. Su población está muy envejecida, en 1999 el 22.8% del total tenía 50 y más y el 13% contaba con 60 y más años, lo que incrementa la aparición de enfermedades cardiovasculares. El perfil de la salud cubana se caracteriza por el predominio de las enfermedades crónicas no trasmisibles entre las primeras causas de mortalidad. Desde hace más de 40 años las enfermedades del corazón encabezan las estadísticas de salud como principal causa de muerte, entre ella la cardiopatía isquémica que es una de las primeras causas de muerte en Cuba ´responsable de una de cada cuatro muertes en el país y representa casi el 80% de todas las muertes por enfermedades cardiacas en ambos sexos. (27)

Históricamente se ha definido la isquemia como la anemia del tejido (ausencia de hematíes) debida a obstrucción del flujo arterial. La isquemia miocárdica se caracteriza por un desequilibrio entre la demanda y el suministro de oxígeno al miocardio (28)

Cuando el mecanismo de la isquemia es un déficit en la oferta de oxígeno, se denomina isquemia por suministro. Se produce cuando hay una reducción de flujo sanguíneo arterial por obstrucción de una arteria coronaria (formación de un trombo, estenosis) o por aumento del tono vascular coronario (vasoespasmo). Esta situación se asocia con frecuencia a síndromes coronarios agudos. La

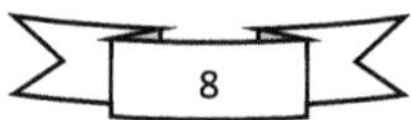

isquemia miocárdica puede estar causada también por hipoxia, cuando el suministro de oxígeno está reducido a pesar de un flujo sanguíneo y de una perfusión tisular adecuados. Esto ocurre en casos de asfixia, intoxicación por monóxido de carbono, cardiopatía congénita cianótica o anemia grave, entre otras. (29)

Por otra parte, en presencia de una obstrucción coronaria crónica grave con flujo sanguíneo coronario relativamente fijo, un aumento de la demanda de oxígeno, generalmente por ejercicio o por emoción, puede producir un aumento insuficiente de flujo sanguíneo coronario y producir una isquemia por demanda. (29)

Causas de la isquemia miocárdica

La enfermedad arterial coronaria se debe en la gran mayoría de los casos a una obstrucción de las arterias coronarias por placas de ateromas. (30)

Enfermedad coronaria diferente de arterosclerosis

Arteritis - Luética - Granulomatosa - Poliarteritis nodos - Kawasaki - Lupus eritematoso - Artritis reumatoide Trauma coronario, radioterapia

Enfermedad metabólica con adelgazamiento coronario - Mucopolisacaridosis - Homocisteinuria - Enfermedad de Fabry - Amiloidosis - Esclerosis intimal juvenil

Estrechamiento luminal por otros mecanismos - Disección coronaria - Disección de aorta - Espasmo coronario

Embolia coronaria - Endocarditis infecciosa - Prolapso mitral - Embolia de válvula protésica - Mixona - Embolia paradógica - Asociada a cirugía coronaria Anomalía

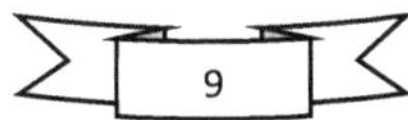

coronaria congénita Desequilibrio entre la oferta y la demanda de oxígeno - Estenosis aórtica - Insuficiencia aórtica - Intoxicación por monóxido de carbono - Takotsubo - Tirotoxicosis - Hipotensión prolongada

Enfermedad hematológica - Policitemia Vera - Trombocitosis - Coagulación intravascular dismeminada Miscelanea - Abuso de cocaína - Contusión miocárdica - Yatrogénica (32)

Un episodio de isquemia grave puede producir una disfunción miocárdica prolongada con un retorno gradual de la actividad contráctil, circunstancia denominada miocardio aturdido. El miocardio aturdido está representado por una disfunción regional persistente cuando el dolor torácico, el desplazamiento del segmento ST y la perfusión regional se han recuperado. En los pacientes con infarto de miocardio, el miocardio aturdido está adyacente al infartado. La mejoría de la disfunción ventricular se produce de forma gradual a lo largo de días a semanas. El miocardio aturdido también es característico de la angina inestable (33)

El deterioro de la función ventricular izquierda en reposo debido a una reducción crónica del flujo sanguíneo que puede recuperarse mediante revascularización se atribuye a un miocardio hibernado. Incluso algunos segmentos acinéticos pueden recuperar en ocasiones la contracción sistólica tras la revascularización. Es posible identificar el miocardio hibernado disfuncional con métodos no invasivos como ecocardiografía, gammagrafía de perfusión y resonancia magnética. Esto tiene una importancia práctica relevante porque la revascularización puede mejorar la función ventricular izquierda, aliviar los síntomas de insuficiencia cardíaca, a largo plazo, evitar la necrosis miocárdica. La necrosis miocárdica se define como la muerte celular miocárdica secundaria a la isquemia mantenida. El subendocardio es la región más sensible porque sus necesidades energéticas, metabolismo y tasa de extracción de oxígeno son más elevadas. El miocardio con isquemia grave sufre necrosis que comienza en el subendocardio a los 15 a 20 minutos de una oclusión arterial coronaria. La necrosis avanza hacia el epicardio como una onda, afectando de forma gradual a las capas epicárdicas externas con menor grado de isquemia. El avance de la onda se ralentiza por la presencia de flujo sanguíneo residual cuando la obstrucción coronaria es incompleta o cuando existen colaterales maduras en el momento de la obstrucción. En una obstrucción coronaria aguda, los límites laterales subendocárdicos del infarto subendocárdico se establecen en la primera hora, mientras que el infarto de miocardio aumenta en dirección transmural durante 4a6horas.

Esta observación de la progresión dependiente del tiempo de la necrosis es el fundamento de las intervenciones en el período oportuno para salvar el miocardio. (34)

La Asociación española de cardiología plantea que las cardiopatías isquémicas según las formas de presentación se pueden clasificar en

Síndrome coronario crónico

•Agina crónica estable

•Agina microvascular

•Isquemia silente

Síndrome coronario agudo

•Con ascenso persistente del ST infarto agudo de miocardio trasmural

• Sin ascenso persistente del ST infarto subendocrdico sin onda Q angina inestable, angina de Prinzmetal

Insuficiencia cardíaca (35)

Según el cuadro clínico y electrocardiográfico la cardiopatía isquémica se clasifica en dos grandes grupos cardiopatías isquémicas dolorosas y cardiopatías isquémicas no dolorosas

CARDIOPATIA ISQUEMICA DOLOROSA

•Agina de reciente comienzo

•Agina de esfuerzo estable y de empeoramiento progresivo

• Agina de reposo: espontanea, nocturna, variante, pospandrial

• Agina mixta

• Agina microangiopatica

• Agina pos infarto

CARDIOPATIA ISQUEMICA NO DOLOROSA

•Muerte súbita

• Infarto miocardio silente

•Insuficiencia cardiaca secundaria a miocardiopatía isquémica

•Trastorno del ritmo cardiaco

•Trastorno de la conducción eléctrica del corazón

•Trastorno inespecífico de la repolarización ventricular (36) La angina según la asociación española de cardiología se clasifica

AGINA ESTABLE

AGINA INESTABLE

• Agina de esfuerzo de reciente comienzo

•Agina progresiva

•Agina de reposo

•Agina prolongada

•Agina pos infarto

• Agina variante (37)

La clasificación anatopatologica del infarto del miocardio según La declaración universal de infarto de miocardio 2007 se clasifica

POR SU ESTADO EVOLUTIVO

• Agudo

•Cicatrizado

•Cicatrizando (37)

La clasificación funcional de las cardiopatías según New York Heart Association se clasifica

•Clase I Es posible realizar la actividad física habitual sin que aparezca sintomatología

•Clase II El paciente se halla asintomático en reposo, pero la actividad física habitual produce síntomas

•Clase III Existen acentuadas limitaciones en la actividad física y los síntomas aparecen con actividades menos intensas que lo habitual

•Clase IV El paciente presenta sintomatología en reposo (38)

EN la investigación se trabajó con las formas de presentación de la cardiopatía isquémica tanto aguda como crónica, angina de pecho, insuficiencia cardiaca e infarto

La cardiopatía isquémica se puede presentar como una enfermedad crónica/estable (cuando existen placas de ateroma estables, que se suelen manifestar como angina de esfuerzo estable, insuficiencia cardiaca) o como un Síndrome Coronario Agudo (SCA) (cuando una placa de ateroma se inestabilidad, se complica). (39)

Angina de pecho, Síndrome caracterizado por dolor paroxísticos retroesternal características que se desencadena con el ejercicio, emociones y otros factores el reposo y el uso de nitroglicerina (40)

Etiología

Factores determinantes, estrechez de las arterias coronarias en un más de un 90%

Factores predisponentes, Hipertensión arterial habito de   fumar, obesidad, hiperlipidemia diabetes mellitus, dieta rica en grasas saturadas, estrés y sedentarismo (40)

Factores desencadenantes Esfuerzo físico, emociones, frio, coito (40)

Cuadro Clínico

Está caracterizada por dolor, como síntoma fundamental que tiene por características estar acompañado de fenómenos psíquicos, como es el miedo y es la sensación de muerte eminente. Esta localización es retroesternal o precordial, opresivo compresivo que aparece después de un esfuerzo que se irradia al brazo izquierdo se alivia con el reposo o con la administración de nitroglicerina (40)

Insuficiencia Cardiaca

Cuadro funcional que revela la imposibilidad del corazón de expulsar toda la sangre que llega durante la diástole, por lo cual es imposible mantener un gasto cardiaco adecuado en relación con el retorno venoso y las necesidades del organismo (41)

Clasificación

Insuficiencia ventricular derecha

Insuficiencia ventricular izquierda

Insuficiencia cardiaca global.

Epidemiologia

Cerca del 1 %de la población mayor de 40 años presenta insuficiencia cardiaca. La prevalencia de esta enfermedad se dobla en cada década de edad y se sitúa alrededor del 10 %en los mayores de 70 años. La incidencia cardiaca es un trastorno progresivo y letal, aun con tratamiento adecuado.

Etología

Hipertensión Arterial   Valvulopatia mitral

Valvulopatia aortica   Enfermedades de las arterias coronarias (42)

Las arterias coronarias son las arterias que irrigan el músculo cardíaco, miocardio. Se originan en los senos aórticos de Valsalva   izquierdo y derecho de la válvula. Son dos: la arteria coronaria derecha y la arteria coronaria izquierda. (43)

La arteria coronaria derecha emerge entre la orejuela auricular derecha y el origen de la pulmonar, se introduce en el surco auriculoventricular derecho y lo recorre hasta alcanzar el surco interventricular posterior, en el cual se introduce denominándose entonces arteria interventricular posterior. Entonces se divide en dos ramas principales; la arteria descendente posterior y la arteria marginal derecha (también llamada posterolateral). La arteria coronaria derecha irriga fundamentalmente el ventrículo derecho y la región inferior del ventrículo izquierdo La arteria coronaria izquierda se divide, casi enseguida de su nacimiento, en arteria descendente anterior y arteria circunfleja. La arteria descendente anterior irriga la cara anterior y lateral del ventrículo izquierdo además del tabique interventricular por sus ramas septales. La arteria circunfleja irriga la cara posterior del ventrículo izquierdo. (44)

La dominancia se define por la arteria de la que se origina la rama descendente posterior, que en el 85% es la coronaria derecha (dominancia derecha). En el resto es la arteria circunfleja (dominancia izquierda), o hay codominancia. (44)

Cuadro Clínico

Insuficiencia ventricular izquierda

Taquicardia

Disnea

Latido de la punta desplazado se desplaza hacia abajo y hacia la izquierda indicando un aumento del tamaño del ventrículo izquierdo

Pulso alternante, señal de fallo del ventrículo izquierdo

Respiración de Cheyne Stoke, respiración caracterizada por periodos de hiperpnea y apnea como resultado de la isquemia cerebral

Insuficiencia ventricular derecha

Hepatomegalia dolorosa Constituye el síntoma objetivo más precoz de la insuficiencia

Oliguria, puede disminuir hasta 400 ml al día

Edema periférico, se `presentan en los estadios más avanzados, edema caliente doloroso y de difícil godet

Ingurgitación venosa yugular, aumenta en la posición acostado y con la compresión hepática. (45)

Los Síndrome coronario agudo se dividen en:

- SCA con elevación del segmento ST (SCACEST): Ocurre cuando la placa de ateroma complicada produce una obstrucción completa de la arteria coronaria. Se manifiesta en el electrocardiograma (ECG) con una elevación del segmento ST, y su tratamiento consiste en la reperfusión aguda/apertura del vaso (bien por medio de fármacos (fibrinólisis) o mecánicamente (angioplastia primaria).

Este tratamiento debe realizarse en el menor tiempo posible para evitar la necrosis miocárdica. De manera menos frecuente, la elevación del segmento ST puede deberse a espasmo coronario. En este caso la elevación del ST es transitoria y suele resolverse espontáneamente o con nitratos. (46)

- SCA sin elevación del segmento ST (SCASEST): Ocurre cuando la placa de ateroma complicada disminuye el flujo a través del vaso afecto, pero no lo obstruye de manera completa. Suelen observarse cambios en el ECG diferentes de la elevación del segmento ST (habitualmente se observa un descenso de dicho segmento, pero también puede aparecer una T negativa, isodifásica...). Puede manejarse de dos formas, con una estrategia agresiva precoz (que supone la realización de un cateterismo cardíaco en las primeras 72 horas, no inmediatamente como en el caso del SCACEST) o una estrategia conservadora (tratamiento médico, sin realización, al menos inicialmente, de cateterismo cardíaco). (46)

Definición universal del infarto agudo de miocardio (IAM)

El IAM se puede reconocer por características clínicas, que incluyen los hallazgos del ECG, elevación de los biomarcadores de necrosis miocárdica y técnicas de imagen, o puede definirse por criterios anatomopatológicos. (47)

En el pasado la OMS definía el IAM como síntomas isquémicos, ECG compatible y elevación de enzimas de necrosis miocárdica. Sin embargo, el desarrollo de marcadores muy sensibles y específicos de daño miocárdico, y técnicas de imagen más sensibles permiten ahora la detección de cuantías muy pequeñas de necrosis miocárdica. Eso hace necesaria una nueva definición más actualizada. A continuación, se expone la "tercera definición universal del infarto de miocardio" Según ésta, el término IAM debería ser usado cuando hay evidencia de necrosis miocárdica en un contexto clínico de isquemia miocárdica aguda. Teniendo en cuenta estas condiciones cualquiera de los siguientes criterios supondría el diagnóstico de IAM: (48)

- Elevación y caída de las enzimas de daño miocárdico (preferiblemente troponina cardiaca) con al menos un valor por encima del percentil 99° del límite superior de referencia con al menos uno de los siguientes:

1. Síntomas de isquemia.

2. Nueva o presumiblemente nueva elevación significativa del segmento

3. ST/ cambios en la onda T/nuevo BRI.

4. Desarrollo de ondas Q patológicas en el ECG.

5. Evidencia de pérdida de miocardio viable o nueva alteración de la motilidad segmentaria evidenciada por una técnica de imagen.

6. Identificación de un trombo intracoronario en la angiografía o en la autopsia - Muerte de origen cardiaco con síntomas sugestivos de isquemia miocárdica y cambios isquémicos en el ECG o BRI, cuando la muerte ocurrióantes de obtenerse los biomarcadores cardíacos o antes de que éstos se hubieran elevado.

Por otra parte, se reconocen las siguientes definiciones. (49)

El IAM periprocedimiento percutáneo coronario se define arbitrariamente como una elevación de troponina cardíaca (>5 veces el 99º percentil de la normalidad) en pacientes con valores basales normales o una elevación mayor del 20% si los valores basales estaban alterados. Además, se requieren a) síntomas sugestivos de isquemia o b) cambios electrocardiográficos nuevos sugestivos de isquemia o c) cambios angiográficos compatibles con una complicación periprocedimiento o d) demostración por imagen de pérdida de miocardio viable o nueva alteración de la motilidad segmentaria. (49)

 El IAM asociado a trombosis del stent se define cuando se detecta por angiografía coronaria o autopsia en el seno de isquemia miocárdica y con una elevación y posterior caída de los marcadores de necrosis miocárdica con al menos un valor por encima del percentil 99. (49)

El IAM asociado a cirugía de bypass aorto-coronario se define arbitrariamente como una elevación de los biomarcadores de necrosis miocárdica (>10 veces 99° percentil de la normalidad) en pacientes con valores basales normales. Además de a) nuevas ondas Q patológicas, o b) evidencia angiográfica de oclusión nueva de un puente o un vaso nativo, o c) evidencia por imagen de una pérdida de miocardio viable o una alteración reciente de la contractilidad segmentaria. - (49)

Cualquiera de los siguientes criterios es diagnóstico de IAM: (49)

- Ondas Q patológicas con o sin síntomas en ausencia de causas no isquémicas

- Evidencia por una técnica de imagen de pérdida de miocardio viable que está adelgazado y no se contrae adecuadamente, en ausencia de causas no isquémicas

- Diagnostico anatomopatológico de un IAM previo.

La incidencia de cardiopatía isquémica, al igual que la mayoría de las enfermedades aumenta con la edad. Así, el envejecimiento de la población es un factor determinante en el aumento de la importancia de las enfermedades cardiovasculares insertándose como uno de los factores de riesgo más importante para el padecimiento de las enfermedades crónicas no trasmisibles. (50)

A las puertas del siglo xxi, la sociedad cubana enfrenta una situación demográfica similar a la de los países desarrollado, mostrando un incremento de la esperanza de vida que rebasa los 75 años, paralelamente presenta una población de 60años y más de1629184 habitantes, lo que representa el14 %de su población total, al cierre del 2015, por lo que se plantea que para el año 2020 esta cifra alcanzará el 25 %y se convertirá en el país más envejecido de América Latina (27)

Dentro de las enfermedades cardiovasculares la enfermedad arterial coronaria tiene mucho peso en el grupo de ancianos. Con el uso de diversas técnicas diagnósticas con vistas a detectar enfermedad coronaria subclínica, se ha objetivado hasta un 22% de mujeres y un 33% de hombres entre los 65 y los 70 años afectos. Este porcentaje aumenta considerablemente, hasta un 43% y un 45% respectivamente, en mayores de 85 años. Asimismo, estudios antiguos que han recopilado datos de autopsias muestran una prevalencia de enfermedad coronaria significativa de más del 50% en los individuos mayores de 70 años (superando el 70% en pacientes varones). De hecho, aunque la población mayor de 75 años no llega al 10% en la mayoría de países desarrollados, representa casi el 40% de los pacientes hospitalizados por síndrome coronario agudo. Además, la extensión y severidad de la enfermedad coronaria en los ancianos es mayor respecto a otros grupos de edad: la prevalencia de enfermedad coronaria de tres vasos, así como de tronco coronario izquierdo aumenta con la edad. (51)

En cuanto al tipo de SCA, el síndrome coronario agudo sin elevación del ST (SCASEST) constituye la manifestación clínica más frecuente del SCA en el anciano. En el registro GRACE (Global Registry of Acute Coronary Events), en el que participaron 14 países, se dividía a los pacientes en 5 grupos de edad en función de la edad, y se observó que la proporción de pacientes con SCASEST aumentaba linealmente con la edad, así el menores de 65 años la proporción era del 30% y en mayores de 85 años del 41%. Por el contrario, el síndrome coronario

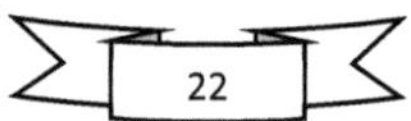

agudo con elevación del ST (SCACEST) era más frecuente en pacientes más jóvenes (52)

Este hecho podría deberse a la mayor prevalencia de infartos previos, enfermedad multivaso, hipertensión e hipertrofia ventricular que podría producir una isquemia subendocárdica global y una pobre perfusión miocárdica. (52)

Las enfermedades cardiovasculares son de origen multifactorial, y se relacionan con el estilo de vida, especialmente con el consumo del tabaco, los hábitos alimentarios poco saludable, la inactividad física y el estrés psicosocial.

Según la OMS, los cambios adecuados en el estilo de vida podrían prevenir más de tres cuartas partes de la mortalidad por enfermedades cardiovascular (53)

Entre los factores de riesgo cardiovascular no modificables, pero sí a tener en cuenta, están la edad, el sexo, raza y los antecedentes familiares de enfermedad cardiovascular prematura (se considera como factor de riesgo el antecedente de la misma en un familiar de primer grado en varones antes de los 55 años y en mujeres antes de los 65 años). (54)

La distribución de los factores de riesgo cardiovascular también es diferente en función de la edad. La historia de angina, enfermedad cerebrovascular, infarto de miocardio, insuficiencia cardiaca, hipertensión arterial y fibrilación auricular es más frecuente en los pacientes de mayor edad. El único factor de riesgo cardiovascular clásico que, en general, es más prevalente en los grupos de edad más jóvenes es el tabaquismo. Así, el tabaquismo es el único factor de riesgo inversamente asociado a la edad. (55)

Esto puede explicarse bien porque el tabaquismo puede no ser un FRCV importante en ancianos o porque los fumadores pueden tener menor supervivencia después de un SCA y por eso raramente alcanzar la edad más adulta. (56)

La presentación clínica del SCA también es distinta en función de la edad (más en mujeres mayores); los ancianos presentan con frecuencia síntomas atípicos, por lo que un alto nivel de sospecha es necesario para evitar retrasos en el tratamiento. (57)

Aunque el dolor torácico sigue siendo la manifestación más frecuente del IAM, la disnea es una forma de presentación relativamente común en el anciano, quizá por la mayor presencia de disfunción sistólica o diastólica (57)

Además, se ha descrito una alta prevalencia de isquemia silente en el anciano, esto se debe a que la sensibilidad al dolor está reducida en el anciano, a la mayor presencia de circulación colateral, incremento en el número de receptores de endorfinas y alteraciones del sistema nervioso autónomo. Esto lleva a que con frecuencia la cardiopatía isquémica se diagnostique por las manifestaciones de sus complicaciones más que por las de la propia cardiopatía isquémica. (57)

Además, en los ancianos es más frecuente la presencia de alteraciones basales en el ECG y ECG atípicos lo que dificulta la interpretación y la detección de isquemia en las pruebas de esfuerzo, o el diagnóstico precoz de un SCA. (58)

El retraso en la solicitud de asistencia médica es una característica común de los infartos de los ancianos. Quizá esto se explique por la alta presencia de presentaciones atípicas, o por la presencia de deterioro cognitivo que puede enmascarar el diagnóstico de SCA. (58)

Durante años el conocimiento sobre la cardiopatía isquémica se centró en el ámbito de los varones, debido a la escasa participación de las mujeres en los trabajos de investigación. En cifras absolutas la población femenina con cardiopatía isquémica es mayor (dada la mayor longevidad media femenina), y el porcentaje de mujeres es mayor aún en el grupo de edad más avanzada. (59)

Las principales diferencias radican en la presentación a una edad más tardía y en la presencia de más comorbilidad, como diabetes mellitus, hipertensión arterial e insuficiencia cardíaca Actualmente, es ya conocido que la presentación clínica del infarto agudo de miocardio es diferente en las mujeres. Se ha observado que la presentación atípica es más frecuente, con menor tendencia a presentar dolor torácico y más dolor de espalda, cabeza y mandíbula, molestias abdominales, fatiga y disnea. (60)

Los signos electrocardiográficos típicos también son menos frecuentes en las mujeres, suelen tener desviaciones del segmento ST menos marcadas. (61)

El efecto del sexo en las decisiones de los profesionales médicos también ha sido motivo de estudio. Las mujeres con dolor torácico se derivan a cateterismo con menos frecuencia que los varones, principalmente cuando el diagnóstico es incierto. Las diferencias en la presentación clínica, en la sensibilización sobre la probabilidad de tener un infarto y en la percepción del personal médico podrían determinar un proceso de cuidados diferente en las mujeres, y especialmente en las mujeres ancianas. Comenzaría con un mayor retraso en el diagnóstico, seguido de menor intensidad de tratamiento y mayor mortalidad. En la mayoría de los estudios sobre letalidad tras un infarto de miocardio, las diferencias por sexo desaparecen o se ven atenuadas cuando se ajusta por la demora en el diagnóstico y la realización de tratamiento revascularizador (62)

La incidencia de complicaciones cardíacas y no cardíacas aumenta progresivamente con la edad. Así, el riesgo de fibrilación auricular, insuficiencia cardíaca, isquemia recurrente o re infarto es mayor. La complicación más frecuente en las personas de edad avanzada con SCA es la insuficiencia cardíaca, que puede aparecer hasta en el 50% de los pacientes. Es bien conocido que la mortalidad es mayor en pacientes que desarrollan insuficiencia cardíaca tras un infarto que en los que no la desarrollan. (63)

Tan alta incidencia de insuficiencia cardíaca no está causada por un mayor tamaño del infarto, sino que se debe a la diferente respuesta del ventrículo izquierdo senil a la isquemia. El ventrículo izquierdo se caracteriza por presentar con el envejecimiento una disfunción diastólica progresiva. La isquemia miocárdica produce un enlentecimiento en la relajación ventricular y un aumento de la presión tele diastólica del ventrículo izquierdo. Por tanto, las alteraciones fisiológicas del envejecimiento agravan las consecuencias patológicas del infarto y se traducen en una alta incidencia de edema pulmonar, que no siempre es consecuencia de la disfunción sistólica producida por el infarto. (64)

La primera causa de muerte en el infarto es el shock cardiogénico, cuya incidencia en la población anciana es aproximadamente del 20%. Además, con la edad no sólo aumenta la incidencia de shock sino también su letalidad. El shock cardiogénico puede producirse por disfunción de cualquiera de los ventrículos o de ambos. El shock cardiogénico por disfunción ventricular izquierda es mucho más frecuente en los infartos anteriores y en los infartos muy extensos. El shock cardiogénico por disfunción del ventrículo derecho es casi exclusivo de los infartos de la cara inferior y generalmente por oclusión de la arteria coronaria derecha a nivel proximal. Esta complicación aumenta exponencialmente con la edad, de manera que llega a afectar al 40% de los octogenarios con IAM inferior y afectación de ventrículo derecho. (65)

Por otra parte, los trastornos del ritmo son muy frecuentes en la fase aguda del infarto en los ancianos. La fibrilación auricular es particularmente común. El bloqueo auriculoventricular también es más frecuente y su aparición en la fase aguda se asocia a un peor pronóstico a corto plazo. La incidencia de la fibrilación ventricular primaria, al contrario que las otras alteraciones del ritmo, desminas complicaciones mecánicas suponen la segunda causa más frecuente de muerte en el SCACEST. Son básicamente tres: la rotura de pared libre, la comunicación interventricular (CIV) y la rotura del músculo papilar. Su incidencia aumenta progresivamente con la edad La más frecuente dentro de las complicaciones mecánicas de infarto es la rotura de pared libre, más asociada a infartos anteriores y laterales. Las roturas del músculo papilar son más comunes en los infartos inferiores. Todas ellas son casi exclusivas de infartos con elevación del ST. Entre los ancianos observamos una mayor incidencia de complicaciones mecánicas en las mujeres, en los no fumadores, en los dislipidemicos y en aquellos sin antecedentes de angina previa al infarto. (66)

En los pacientes de raza negra la incidencia de cardiopatía isquémica es muy superior. Esto se debe a que tienen mayor predisposición a sufrir hipertensión lo que favorece la arteria esclerosis. Se calcula, que de media los hombres tienen 6mmhg mas de presión sistólica en reposo que sus homólogos blancos, y que las mujeres tienen hasta 17mmhg, lo que se sitúa como el grupo poblacional de mayor riesgo. El individuo de raza negra tiene mayor supervivencia tras el infarto que el de raza blanca. Estudios epidemiológicos han demostrado que tanto las personas de raza negra como de raza asiática tienen tendencia a sufrir el síndrome de resistencia a la insulina, en el que esta deja de realizar su función y favorece la aparición de obesidad abdominal, y dislipidemia, factor que también explicaría (25)

En los pacientes adultos con IAM, el componente genético se ha estimado que contribuye entre un 20-40%. Múltiples estudios evidencian que el riesgo en hermanos de pacientes con manifestaciones de cardiopatía isquémica es entre 25 veces mayor que en individuos-controles. Existen varias alteraciones genéticas que aparecen en diversas familias que pudieran explicar la predisposición de padecer IAM, entre estas encontramos la asociación entre el polimorfismo 4G/5G en el gen del inhibidor del activador del plasminógeno. (67)

Un factor de riesgo, es un elemento o una característica mensurable que tiene una relación causal con el desarrollo de una enfermedad, de ahí su importancia en su identificación y su valoración. La identificación y valoración de los factores de riesgo cardiovasculares, permite estratificar a los pacientes en grupos de riesgos e implementar medidas de intervención farmacológica y no farmacológica que contribuye a la reducción o control del riesgo. (68)

Factores de riesgo modificables

Existe una clara evidencia del efecto adverso del tabaco sobre la salud, siendo el tabaquismo el responsable de aproximadamente un 50% de las muertes evitables. La mitad de dichas muertes son debidas a enfermedad cardiovascular (69). El riesgo de infarto de miocardio es mucho más alto entre los fumadores que entre los no fumadores, y el de muerte súbita está aumentado más de 10 veces en los varones y más de 5 veces en las mujeres que fuman (70). El efecto del tabaco está en relación con la cantidad de tabaco consumida y con la duración del hábito tabáquico. (70)

El hábito de fumar es considerado el principal factor de riesgo en los pacientes infartados. En los países desarrollados alcanza la dimensión de ser la principal causa de morbimortalidad precoz, siendo responsable de más de la mitad de la mortalidad prevenible especialmente de tipo cardiovascular. Para el 2025 se estima que anualmente estarán ocurriendo 10 mil millones de muertes relacionadas con el consumo del tabaco debido a que acelera la aterogénesis, aumenta la oxidación de las LDL-colesterol y disminuye las HDL-colesterol, impide la vasodilatación de las arterias coronarias dependiente del endotelio, incrementa la agregación plaquetaria y aumenta la prevalencia del espasmo coronario.(71)

La diabetes mellitus es un factor de riesgo mayor de enfermedad coronaria e ictus. Diversos estudios prospectivos han mostrado que la diabetes tipo 2 tiene el doble de riesgo en la incidencia de enfermedad coronaria e ictus, aumentando de 2 a 4 veces la mortalidad por dichas enfermedades (Fox, 2007). Tanto es así, que se ha llegado a considerar que el riesgo de enfermedad cardiovascular en los sujetos con diabetes tipo 2 es similar al de pacientes con infarto de miocardio previo. Se ha observado que niveles elevados de hemoglobina glucosilada, incluso en el rango de valores actualmente considerados como normales, incrementan el riesgo cardiovascular. (72)

La fisiopatología de la enfermedad vascular en la Diabetes Mellitus involucra anormalidades de la función endotelial, células musculares lisas y función pelaquetaria. La hiperglucemia, el exceso de Ácidos grasos libres y la situación de Resistencia a la insulina, favorecen un complejo tráfico de señales moleculares que alteran la función e incluso la estructura de la pared vascular, a través de 3 mecanismos principales: el estrés oxidativo, la activación de la proteincinasa C (PKC) y la estimulación de los receptores de los productos de glicación avanzada (RAGE). Este complejo proceso converge hacia la vasoconstricción por menor disponibilidad de óxido nítrico (NO), liberación de agentes vasoactivos como endotelina (ET) y angiotensina II (AII), mediadores inflamatorios por la activación del factor nuclear kappa beta (NF-κ B) y un ambiente protrombótico por aumento de liberación de factor tisular (FT) y PAI. La vasoconstricción, inflamación y trombosis son los ingredientes básicos para el desarrollo de la enfermedad aterotrombótica, lo cual puede conllevar a un Infarto agudo al miocardio. (72)

Con respecto a la dislipidemia, la asociación entre niveles de colesterol y enfermedad cardiovascular está asimismo influida por la presencia de otros factores de riesgo cardiovasculares asociados a la dislipidemia. La presencia de diabetes o de niveles altos de triglicéridos, o de niveles bajos de colesterol HDL agrava los efectos del colesterol total, aunque sus niveles estén tan sólo ligeramente elevados. Este motivo es fundamental para la estimación global del riesgo cardiovascular. La presencia de unos niveles de triglicéridos > 1,7 mmol/l (150 mg/dl) es uno de los criterios utilizados en la definición de síndrome metabólico. (73)

Un meta-análisis realizado por John Hokanson confirma a los triglicéridos como un factor de riesgo independiente para la enfermedad coronaria. Por cada 1 mmol/L de aumento en los mismos el riesgo de enfermedad coronaria aumentó en 37% en mujeres y 14% en hombres. Varios factores explican el efecto de la hipertrigliceridemia como factor de riesgo de enfermedad coronaria, entre ellos podemos citar que la hipertrigliceridemia posibilita la aparición de LDL más densas y pequeñas y por tanto más aterogénicos, también se produce una disminución de las HDL que son las que realizan el transporte reverso lo cual explica, en parte, el riesgo coronario de este trastorno (73)

En cuanto a la hipertensión arterial (HTA), hace algunas décadas ya se observó que el tratamiento de la misma, se traducía en una reducción de aquellas complicaciones clínicas directamente relacionadas con la elevación moderada o grave de la presión arterial en proporción a la disminución de la presión arterial obtenida con tratamiento. En los últimos años se ha observado cómo el tratamiento de la HTA ligera también se traduce en una reducción de la morbilidad y mortalidad coronaria. (74)

La hipertensión supone una mayor resistencia para el corazón, que responde aumentando su masa muscular (hipertrofia ventricular izquierda) para hacer frente a ese sobreesfuerzo. Este incremento de la masa muscular acaba siendo perjudicial porque no viene acompañado de un aumento equivalente del riego sanguíneo y puede producir insuficiencia coronaria y angina de pecho. Además, el músculo cardiaco se vuelve más irritable y se producen más arritmias. (75)

En aquellos pacientes que ya han tenido un problema cardiovascular, la hipertensión puede intensificar el daño. La hipertensión arterial propicia la arterioesclerosis (acúmulos de colesterol en las arterias) y fenómenos de trombosis (pueden producir infarto de miocardio o infarto cerebral). En el peor de los casos, la hipertensión puede reblandecer las paredes de la aorta y provocar su dilatación (aneurisma) o rotura, lo que inevitablemente conlleva a la muerte. (76)

La Hipertensión arterial se asocia a una mayor tasa de infartos asintomáticos y a una mayor tasa de mortalidad y complicaciones durante la fase aguda del infarto. La supervivencia a los cinco años es casi un 30% mayor en los sujetos normotensos. En pacientes con edades superiores al os 60 años, la reducción de la presión arterial sistólica por debajo de 160 disminuye la mortalidad general, al igual que la cardiovascular (77)

En el adulto mayor ocurren varios cambios fisiológicos como la disminución del metabolismo basal, redistribución dela composición corporal, alteraciones en el funcionamiento del aparato digestivo, modificación en la percepción sensorial, en la capacidad de masticatoria, disminución de la sensibilidad dela sed, pérdida de masa corporal, aumento de la frecuencia y gravedad de las enfermedades crónicas no trasmisible y efectos secundarios de los fármacos que afectan directa e indirectamente el estado nutricional.(78)

Sin embargo, de todas las modificaciones las medidas andrometricas son las más afectadas destacándose la masa corporal y la estatura, para ello se considera normal en la persona de edad avanzada un índice de masa corporal de 22 a 27 kg metro cuadrados, los sujetos con estatura menor de 1,50m debe considerarse con un punto de corte mayor de 25 kg metros cuadrados. (90)

En la actualidad existe gran evidencia de que la obesidad en los adultos mayores incrementa el riesgo cardiometabolico, La obesidad determina diversos riesgos en el ámbito biológico, psicológico y social, los riesgos bilógicos se manifiestan a corto, mediano y largo plazo a través de diferentes enfermedades, el riesgo de muerte súbita es tres veces mayor. La obesidad reduce la esperanza de vida entre 5 y 8 años. (79)

En las enfermedades cardiovasculares ha sido motivo de controversia si la obesidad por si sola es un factor de riesgo independiente de cardiopatía coronaria ateroesclerótica o ejerce su influencia como un elemento condicionante de otros factores especialmente de la hipertensión arterial, diabetes, dislipidemia. El estudio de Framinglam demostró que por cada10%de incremento de peso, la presión arterial aumenta 65mmhg, el colesterol plasmático 12mg.Vegue demostró 1947, 1956, que en la obesidad de predominio toracoabdominal había mayor frecuencia de intolerancia a la glucosa, dislipidemia, e hipertensión, con un

aumento del riesgo cardiovascular (79)

DISEÑO METODOLÓGICO:

Se realizó un estudio analítico de tipo caso-control, donde se trabajó con el total de 34 pacientes, adultos mayores, diagnosticados con cardiopatía isquémica, del Consultorio Médico de la Familia 8, pertenecientes al Policlínico Docente de Manacas, municipio Santo Domingo, provincia de Villa Clara, durante el período comprendido desde septiembre del 2019 a diciembre del 2021, y se apareó con un grupo de control. El apareamiento se llevó a cabo 1:1 homogenizando por sexo.

Criterios de Inclusión, casos:

> ➢ Que residan en el área atendida por el Consultorio Médico de la Familia 8 pertenecientes al Policlínico Docente de Manacas
>
> ➢ Pacientes con diagnóstico de cardiopatía corroborado con el especialista de medicina interna con dispensarizacion y seguimiento de su enfermedad
>
> ➢ Que aceptaron participar en el estudio. (Anexo 1)

Criterios de exclusión, casos:

> ➢ Negación a participar en el estudio.

Criterios de Inclusión, controles:

> ➢ Pacientes que previa evaluación médica no presenten un diagnóstico de afectación cardiovascular y que decidan a través de su consentimiento formar parte del estudio

Criterios de exclusión, controles:

> Pacientes escogidos para pertenecer al grupo control que no aceptaron participar en el estudio.

Método de recolección de datos: se realizó una entrevista donde se exploraron en ambos grupos la edad, sexo, hábito de fumar, antecedentes patológicos familiares de cardiopatía isquémica, (Anexo 2), se estudiaron las historias clínicas individuales, por una guía de revisión documental, (Anexo 3)

Procesamiento de la información:

Toda la información se almacenó en una base de datos conformada en el paquete estadístico SPSS vs. 15 para Windows, donde se llevó a cabo todo el procesamiento.

Se usaron distribuciones de frecuencias absolutas y relativas expresadas en número y por ciento, se calculó la Razón de Ventaja (OR), según los valores OR=1 no es factor de riesgo, OR>1 es un factor de riesgo, OR<1 es un factor protector

Finalmente, los resultados se expresaron en tablas estadísticas para su mejor interpretación.

Operacionalización de Variables:

EDAD: se expresó en años cumplidos en el momento del diagnóstico para el grupo de los casos sus categorías fueron:

- **De 65 a 70 años.**
- **Mayor de 70 años.**

SEXO consistió en el sexo biológico con que se nace y se clasificó en:

- **masculino.**
- **femenino.**

COLOR DE LA PIEL aquí se consideran dos categorías

- **Blanco**
- **No blanco**

TIPO DE CARDIOPATÍA: Según la forma de presentación del mismo, se tomaron tres categorías:

- **Angina**
- **Infarto del miocardio**
- **Insuficiencia cardiaca**

FACTORES DE RIESGO DE CARDIOPATÍA: se consideraron para el estudio factores establecidos por la literatura y se recogió la información de cada uno según su presencia o no

- **Habito de fumar**: la persona refiere haber fumado siempre o alguna vez en la vida o al menos 5 años antes del diagnóstico de cardiopatía.
- **APP diabetes:** aquí se consideraron los pacientes con diagnóstico de diabetes mellitus anterior a la cardiopatía isquémica.
- **APP de hipertensión arterial**: aquí se consideraron los pacientes con diagnóstico de hipertensión arterial anterior a la cardiopatía isquémica
- **Dislipidemia** aquí se consideraron los pacientes con diagnóstico de dislipidemia anterior a la cardiopatía isquémica

- **Obesidad** aquí se consideraron los pacientes con diagnóstico de obesidad anterior a la cardiopatía isquémica

Ética de la investigación

Todo el tiempo se tuvo en cuenta la voluntariedad del involucrado en el estudio. Antes de comenzar la recogida de los datos se aplicó un documento de consentimiento informado donde se explica que los resultados estudio solo serán con fines investigativos, y todos los derechos que como paciente le asisten serán respetados, así como los diferentes procedimientos y técnica que se realizarán durante la investigación. Anexo-1.

RESULTADOS

- De los 34 adultos mayores del consultorio 8 diagnosticados con cardiopatía isquémica en el periodo 2019-2020, tabla 1, 21 para un 61.7% perteneció al sexo masculino y el 79.5% se ubicó en edades   por encima de 70 años. El 50% de los casos en estudio coincidieron en ser masculinos mayores de 70 años

- En la distribución de adultos mayores con cardiopatía isquémica del consultorio 8, área de salud Manacas según color de la piel, tabla 2, se observó de un total 34 pacientes con cardiopatía isquémica 25 son blancos lo que representó un 73.52%, 9 no blancos lo que representó un 26.47%, del total.

- La distribución de casos según tipo de cardiopatía mostró que el 47,05% presentó angina, seguido de un 32.35% con insuficiencia cardiaca y en 7 pacientes que representó el 20,58% se constató Síndrome coronario Agudo. Tabla 3

- En la tabla 4 se muestra la distribución de los casos y controles con respecto a la presencia de antecedentes patológicos familiares de primer grado de cardiopatía isquémica en el adulto mayor del CMF8 perteneciente al área de salud del policlínico de Manacas donde se observó que en 29 casos que representó el 85.29%.se encontró antecedentes patológicos familiares de 1era línea y solo en el 52.94% de los controles se constató la presencia de este factor de riesgo. El análisis estadístico mostró que el antecedente patológico familiar de cardiopatía isquémica en familiar de primera línea en esta población constituye un factor de riesgo para desarrollar la entidad en estudio y la probabilidad de desarrollar una cardiopatía isquémica en pacientes con antecedentes patológicos familiares de cardiopatía en primera línea es 5 veces más que aquellos que no presenten este antecedente patológico familiar

- Al realizar la distribución de pacientes según el hábito de fumar tabla 5 se observó que 28 casos que representó 82.35% son fumadores, y solo en el 67.64 % de los controles se constató la presencia del habito de fumar .El análisis estadístico mostró que el hábito de fumar en esta población constituye un factor de riesgo para desarrollar la entidad en estudio y la probabilidad de desarrollar una cardiopatía isquémica en pacientes fumadores es 2.23 veces más probables que aquellos que no son fumadores.

- En la tabla 6 se muestra la distribución de los grupos con respecto a la presencia de antecedentes patológicos personales de diabetes mellitus en el adulto mayor del CMF8 perteneciente al área de salud del policlínico de Manacas donde se observó que en 18 casos que representó un 52.94%. se encontró antecedentes patológicos personales de diabetes mellitus y solo en el 8.82% de los controles se constató la presencia de este factor de riesgo. El análisis estadístico mostró que el antecedente patológico personal de diabetes mellitus en esta población constituye un factor de riesgo para desarrollar la entidad en estudio y la probabilidad de desarrollar una cardiopatía isquémica en pacientes con antecedentes patológicos personales de diabetes mellitus es 12 veces más probable que aquellos que no presentan este antecedente.

- Cuando analizamos el comportamiento de la hipertensión arterial en ambos grupos, tabla 7, se observó que en 33 casos lo que representó un 97.05% se encontró antecedentes patológicos personales de hipertensión arterial, y solo en 58.82%de controles se constató la presencia de este factor de riesgo. El análisis estadístico mostró que el antecedente patológico personal de hipertensión arterial en esta población constituye un factor de riesgo para desarrollar la entidad en estudio y la probabilidad de desarrollar una cardiopatía isquémica en pacientes con antecedentes patológicos personales de hipertensión arterial es 23 veces más probable que aquellos que no presentan antecedente patológico personales de hipertensión arterial

- En la distribución de los pacientes según la presencia de dislipidemia de ambos grupos de estudio, tabla 8 , se observó que en 28 casos lo que representó 82.35% se encontró antecedentes patológicos personales de dislipidemia y solo en 23.52%de controles se constató la presencia de este factor de riesgo para desarrollar la entidad en estudio y la probabilidad de desarrollar una cardiopatía isquémica en pacientes con antecedentes patológicos personales de dislipidemia es 15 veces más probable que aquellos que no presentan antecedente patológico personales de dislipidemia

- En la comparación de ambos grupos según antecedentes patológicos personales de obesidad, tabla 9 se observó que en 32 casos lo que representó un 94.11% se encontró antecedentes patológicos personales de obesidad y solo en 70.58%de controles se constató la presencia de este factor de riesgo para desarrollar la entidad en estudio y la probabilidad de desarrollar una cardiopatía isquémica en pacientes con antecedentes patológicos personales de obesidad es 6 veces más probable que aquellos que no presentan antecedente patológico personales de obesidad.

DISCUSIÓN DE LOS RESULTADOS

El incremento en la esperanza de vida que se han producido en las últimas décadas, relacionado con la mejora en la calidad de vida y fundamentalmente con los avances en medicina, tiene como consecuencia un aumento del envejecimiento de la población. Los individuos están alcanzando edades que eran impensables en épocas anteriores, y ha aumentado el número de personas octogenarias (80)

Como el ser humano no es capaz de sobrevivir a muchas enfermedades crónicas, cuando se padece alguna condición de las que inexorablemente llevan a la muerte, la calidad de la vida y el riesgo de padecerlas pasan a ser la principal preocupación de médicos asistenciales e investigadores. Prevenir dignamente la aparición, diagnóstico oportuno y disminuir las complicaciones de estas enfermedades tanto como se pueda es el objetivo en las enfermedades incurables. El conocimiento de aquellos factores, modificables o no, que influyen en la aparición, es un aspecto crítico para poder lograr este objetivo. (80)

La cardiopatía isquémica en el adulto mayor ha sido estudiada y según la literatura respecto al padecimiento, según sexo y edad, encontramos diferencias y semejanzas en los estudios realizados en diferentes regiones, y también en la incidencia por sexo en relación con la edad, así el autor Gonzales Ramírez en un estudio realizado en Colombia plantea que cada año, Las tasas de incidencia de infarto agudo de miocardio oscilaron entre 135-210 nuevos casos anuales por cada 100.000 varones y entre 29-61 por cada 100.000 mujeres entre 25 y 74 años. Y si la incidencia se midiera en población mayor de 69 años las tasas se elevarían a 2.371 en hombres y 1.493 en mujeres, esto convierte esta patología en la principal causa de muerte tanto en varones como en mujeres, la edad de frecuencia máxima es de mayor de 65, teniendo un predominio el sexo masculino sobre el sexo femenino (81). Por otra parte, en estudios realizados por, Steptoe y su grupo establecieron las diferencias que se producen en la respuesta cardiovascular (presión arterial, tasa cardiaca, reflejo barorreceptor) y en la respuesta endocrina ante diferentes tareas estresantes. Los resultados obtenidos sugieren que, aunque la respuesta cardiovascular es más prominente en hombres jóvenes que en adultos, en estos últimos se produce una inhibición del reflejo barorreceptor. Esto implica un reajuste del mismo a niveles más elevados de presión arterial, lo que indicaría la existencia de una adaptación estructural determinada por la edad. Estos mismos estudios también ponen de manifiesto que la reactividad cardiovascular es mucho mayor en el sexo masculino que en el femenino (82), Antonio Álvarez en unos de sus estudios plantea que la edad avanzada se asocia con un riesgo alto de padecer cardiopatía isquémica; con la edad se incrementa la actividad simpática y disminuyen la sensibilidad de los barorreceptores y de la capacidad de respuesta reguladora de los sistemas, se incrementa la tensión arterial sistólica y todos los marcadores de aterosclerosis y la rigidez arterial y de la presión del pulso, entre otros efectos metabólicos, involutivos y apoptóticos, así a mayor edad, mayores son las posibilidades de padecer enfermedades asociadas (83), también De Backer considera al género masculino como un importante factor de riesgo para el desarrollo del infarto agudo de miocardio (84). Velázquez – Monroy y Avezum reportan predomino del sexo masculino para esta enfermedad. Nuestros resultados coinciden plenamente con los señalados por estos autores ya que en la población del consultorio 8 las cardiopatías isquémicas predominaron en hombres mayores de 70años, solo un tercio de la población en estudio perteneció al sexo femenino por lo que discrepamos de lo publicado por la Dra. Liliam Gretel Cisneros Sánchez, en un artículo publicado en Revista Cubana de Medicina General Integral 2013, donde se demuestra un predominio de casos con cardiopatías isquémicas en el sexo femenino representado por un 53.8% de la muestra seleccionada.

Referente a la edad más frecuente para desarrollo de cardiopatía en las diferentes bibliografías encontramos que, Bertomeu cita una prevalencia mayor de enfermedad coronaria en pacientes con edad mayor o igual a 65 años (68,3%) e informa un OR 2,5 mayor en el anciano. Ya Gonzales Ramírez indica mayor probabilidad por encima de 69 años (81), autores con los que coincidimos ya que en nuestra población tres cuartas partes son mayores de 70 años

El color de la piel, es un conocido factor de riesgo cardiovascular. el Dr. Orestes Días Castro sobre la caracterización de los factores de riesgo vascular en pacientes adultos en el municipio de Ranchuelo Villa Clara, Cuba plantea que la raza blanca predominó con un 82.7% en los pacientes con cardiopatías isquémicas (86), por otra parte, el Dr. Yaisel Alfonso Alfonso en un estudio sobre la caracterización de factores de riesgo en pacientes con cardiopatía isquémica plantea que la raza blanca predominó en pacientes con antecedentes patológicos personales de cardiopatía (87). Nuestra investigación coincide con los estudios antes mencionados, estadísticas estas que difieren de lo planteado por La sociedad española de cardiología. (88) que señala que en los individuos de raza negra la incidencia de cardiopatía isquémica es superior. Coincidimos con el Dr. Castro Gutiérrez en estudio sobre las cardiopatías isquémicas y complicaciones que plantea que la cardiopatía isquémica incidió con mayor frecuencia en los pacientes blancos, seguidos de los pacientes negros relacionado con la distribución demográfica y la etnia de la `población cubana. (89)

Según la distribución de pacientes por el tipo de cardiopatía se observó que la angina es más frecuente, en los adultos mayores pertenecientes al consultorio 8 de la localidad de Manaca. Coincidiendo con un estudio similar realizado en el municipio Sagua la Grande, Villa Clara Cuba donde prevaleció la angina como principal forma de presentación clínica de la cardiopatía isquémica   (86). Por otra parte   en un estudio por el Dr. Orestes Días Castro sobre la caracterización de los factores de riesgo vascular en pacientes adultos en el municipio de Ranchuelo Villa Clara, Cuba plantea que del total de pacientes estudiado con cardiopatía isquémica las que más prevalentes fueron la angina de pecho y el infarto agudo de miocardio (87) Coincidimos con los estudios antes expuestos, pero no del todo porque en nuestra investigación el infarto del miocardio fue la de menos frecuencia.

Los antecedentes en familiares de primer grado de cardiopatía se mencionan en la literatura como uno de los determinantes de riesgo coronario, estudios plantean que La mayor parte de las alteraciones genéticas conocidas relacionadas con la aterosclerosis afectan el metabolismo de las lipoproteínas (90)

Las familias en las que algún miembro ha sufrido un evento cardiovascular se consideran como de alto riesgo ya que la genética o los hábitos poco saludables se transmiten a la descendencia (90). Leander plantea en su estudio realizado en Estocolmo que los miembros de una familia que comparten los genes, así como el ambiente, hábitos y estilo de vida pueden asociarse a menor o mayor riesgo a enfermedades cardiovasculares (91)

En estos aspectos nuestra investigación concuerda plenamente pues constatamos que la mayoría de los enfermos presentaban antecedentes patológicos en familiares de primer grado con cardiopatía.

En un estudio realizado en 2016 por la doctora Radka Ivanova se evidencia que el 85%de los pacientes con cardiopatía isquémica presentaban antecedente familiares de enfermedad coronaria con presentación clínica precoz antes de los 55 años para los varones y 65años para las mujeres de estos (92) Nuestra investigación concuerda con lo planteado por esta doctora pues existió un gran predominio de los pacientes adulto mayores con cardiopatía con antecedentes familiares de la enfermedad

Se estima que entre un 20 y 30% de todas las muertes por enfermedad coronaria en los Estados Unidos son atribuibles al consumo de tabaco y el riesgo está fuertemente relacionado con la dosis, una enfermedad coronaria aguda se anticipa aproximadamente 10 años en los fumadores en relación a los no fumadores. Al abandonar el tabaco disminuye el riesgo de morbilidad y mortalidad cardiovascular. El riesgo aumenta directamente con el número de cigarrillos fumados al día (92) ,coincidiendo con los resultados de diversos autores como Kliver M que plantean que el tabaquismo es uno de los factores mayores de riesgo para la enfermedad cardiovascular, la nicotina favorece el desarrollo de la enfermedad cardiovascular a través de su acción sobre el sistema nervioso autónomo con liberación de catecolaminas, incremento de la agregación plaquetaria, alteraciones lipídicas y disfunción endotelial(93)

El Dr. Resano Berrio plantea que el riesgo de infarto de miocardio es mucho más alto entre los fumadores que entre los no fumadores, y el de muerte súbita está aumentado más de 10 veces en los varones y más de 5 veces en las mujeres que fuman. El efecto del tabaco está en relación con la cantidad de tabaco consumida y con la duración del hábito tabáquico. (94)

En un estudio realizado en 2016 por el doctor Julio Cesar Calero Fierro se evidencia que el 58.18% de los adultos mayores fallecidos por cardiopatía isquémica se atribuyó al tabaquismo. (69) Nuestra investigación concuerda con lo planteado por este doctor pues existió un gran predominio de los pacientes fumadores con diagnóstico de la enfermedad los resultados estadísticos evidencian la probabilidad de que se desarrolle cardiopatía isquémica en pacientes con hábitos de fumar y la aparición de la enfermedad.

 En el estudio del Dr. Marvin José Vanegas Vanegas   plantea que la reducción del riesgo coronario después de dejar de fumar, es evidente al año. El tabaquismo por si solo aumenta en dos veces el riesgo de enfermedad coronaria (13), resultados muy similares en cuanto a probabilidad se obtuvieron en el presente estudio

En el estudio Framingham plantea un aumento de la mortalidad cardiovascular del 18% en los hombres y 36% en las mujeres que consumían más de3 a 10 cigarros al día (70)

En un estudio realizado en 2017 por el doctor Jaromir Pastora Benavides se evidencia que el 40.6% de los adultos mayores fallecidos por cardiopatía isquémica   se atribuyó al tabaquismo aumentando el riesgo de cardiopatía en el adulto mayor en 3.4 (71). Nuestro estudio coincide con este autor, aunque las probabilidades identificadas en la población de adultos mayores del consultorio médico 8 de la localidad de Manaca fueron ligeramente más bajas que las publicadas por el autor

Nuestra investigación coincide con los anteriores ya que el hábito de fumar se comportó como un factor predisponente para el desarrollo de la cardiopatía isquémica

 La fisiopatología de la enfermedad vascular en la Diabetes Mellitus involucra anormalidades de la función endotelial, células musculares lisas y función plaquetaria. La hiperglucemia, el exceso de Ácidos grasos libres y la situación de Resistencia a la insulina, favorecen un complejo tráfico de señales moleculares que alteran la función e incluso la estructura de la pared vascular, a través de 3 mecanismos principales: el estrés oxidativo, la activación de la proteincinasa C (PKC) y la estimulación de los receptores de los productos de glicación avanzada (RAGE). Este complejo proceso converge hacia la vasoconstricción por menor disponibilidad de óxido nítrico (NO), liberación de agentes vasoactivos como endotelina (ET) y angiotensina II (AII), mediadores inflamatorios por la activación del factor nuclear kappa beta (NF-κ B) y un ambiente protrombótico por aumento de liberación de factor tisular (FT) y PAI. La vasoconstricción, inflamación y trombosis son los ingredientes básicos para el desarrollo de la enfermedad aterotrombótica, lo cual puede conllevar a un Infarto agudo al miocardio (72)

Los antecedentes de padecer de diabetes mellitus se mencionan en la literatura como factor que influye en la aparición de cardiopatía isquémica dentro de ellos estudios plantean su presencia como un incremento importante en el riesgo de padecer enfermedades cardiovasculares, ya que conlleva a un incremento de los niveles de arteriosclerosis, y la aparición temprana de lesiones provocando el 70% de las muertes de los pacientes con diabetes, siendo su presencia en la población general de un 6% y aumentando gradualmente a medida que la población envejece. En este aspecto nuestra investigación concuerda plenamente pues constatamos que más de la mitad de los casos presentaban antecedentes patológicos personales   de diabetes mellitus (72)

El Dr. Roka Ivanova Giorgeva plantea que en los individuos con intolerancia a la glucosa existe un riesgo aumentado de una a dos veces de desarrollar la enfermedad macro vascular (95) En nuestra población la probabilidad de desarrollar cardiopatías en pacientes con diabetes mellitus fue muy superior a la encontrada por este autor

En el estudio Dr. (Evans, 2002)   plantea que niveles elevados de hemoglobina, glucosilada incluso en el rango de valores actualmente considerados como normales, incrementan el riesgo cardiovascular (26)

En una publicación realizada en La Argentina en 2015 por el Dra. Cristina Del Bosque Martín Profesora titular de medicina interna plantea que la diabetes mellitus es un factor de riesgo mayor de enfermedad coronaria, que tiene el doble de riesgo en la incidencia de enfermedad coronaria, aumentando de 2 a 4 veces la mortalidad por dichas enfermedades. Tanto es así, que se ha llegado a considerar que el riesgo de enfermedad cardiovascular en los sujetos con diabetes tipo 2 es similar al de pacientes con infarto de miocardio previo (29). Nuestros resultados también superan las probabilidades en encontradas en la población de estudio de la doctora Cristina.

El antecedente personal de diabetes mellitus en los adultos mayores del consultorio 8 del área de salud Manacas se ubicó como tercer factor de riesgo en probabilidad para el desarrollo de cardiopatías isquémicas

La incidencia de hipertensión arterial en el adulto mayor está en estrecha relación con la cardiopatía isquémica, de hecho, se considera que por cada incremento de 20 mmHg de la presión arterial sistólica (PAS) o 10 mmHg de la diastólica (PAD) se duplica el riesgo de infarto agudo de miocardio, en todo el rango desde 115/75 hasta 185/115 mmHg, estimándose que existe una relación continua, consistente e independiente de otros factores, como una asociación dosis-respuestas. En un estudio realizado por la Organización Mundial de la Salud, se estima 8 al 18% padece hipertensión arterial, e indica que una disminución de 2mmHg de la presión arterial media reduce alrededor de un 4% de las muertes ocasionadas por enfermedades cardiovasculares. (75)

En un estudio realizado por La American Society of Hypertension, según el Dr. Arocha se considera que la presión arterial debe ser conceptualizada como un factor de riesgo en el adulto mayor continuo en el contexto del riesgo cardiovascular (77)

En un estudio realizado por Dtr Lewinton sobre el comportamiento en los grupos de edades relacionados con la presión arterial y la mortalidad vascular se considera que entre las edades 40 y 49 años, y 80 y 89 años se asocia el doble de la tasa de muerte por cardiopatía isquémica, aumentando el riesgo absoluto (75)

En un estudio analítico caso – control realizado por el autor Maikel Santos M, se señala que el 87,3% de pacientes hipertensos, con OR= 3,610 (IC 95%: 1,073-21,843), p=0,044, fueron estadísticamente significativos con la mortalidad hospitalaria por IMA en la vejez (24)

Nuestra investigación coincide con los estudios antes mencionados resultando muy alta la probabilidad según los valores de OR. Que la ubicó como el factor que más probabilidad aportó para la enfermedad coronaria en los adultos mayores del consultorio 8 de manacas en el periodo de estudio

Con los niveles altos de colesterol, según la literatura respecto al padecimiento de cardiopatía en el adulto mayor encontramos semejanzas en los estudios realizados en diferentes regiones, así en un estudio realizado Multiple Risk Factors Interventional Trial". Se plantea una relación significativa entre los niveles de colesterol por encima de 250 mg/dl y la incidencia de CI. Además, se señalan que las diferencias entre el colesterol sérico entre las diferentes poblaciones eran en gran parte debidas a la ingesta de grasa saturada en la dieta (96). El estudio Multiple Risk Factors Interventional Trial plantea que la relación entre los niveles plasmáticos de colesterol y el riesgo de CI era gradual, sin un umbral específico (9). Por otra parte, el estudio Framingham plantea una clara relación entre el incremento del colesterol total y/o del colesterol LDL y el riesgo subsiguiente de desarrollar CI . También se plantea una relación inversa entre los niveles de colesterol HDL y el riesgo de cardiopatía (97) En un estudio realizado por la Dra. Altamirano especialista en medicina interna en 2016 se encuentra una probabilidad de 1.4 veces más de Infarto de Miocardio en pacientes dislipidémicos (98). En una publicación realizada en México en 2016 por el Dr. Jaromir Ramón Pastora Benavides. Residente de Medicina Interna plantea que al presentar algún tipo de Dislipidemia se eleva el riesgo de Síndrome Coronario Agudo a casi 10 veces más. (99) Estos resultados son Inferiores a la probabilidad que se encontró en nuestra población de estudio. Coincidimos en que los trastornos de los lípidos favorecen la enfermedad coronaria, la dislipidemia se ubicó como segundo factor de riesgo que más probabilidad de desarrollar cardiopatía isquémica aportó a los adultos mayores del CMF 8 durante el 2019 y 2020

La obesidad es un conocido factor de riesgo cardiovascular. Los estudios llevados a cabo en países occidentales han mostrado una relación entre obesidad y mortalidad cardiovascular. En un estudio efectuado por ACS, American Cáncer Society demuestra que cada incremento de1 en el índice de masa corporal corresponde con un aumento de 1.1 del riesgo relativo de muerte cardiovascular en hombres de 65 a 74 años y en mujeres de esta edad es de 1.03. (100)

E n un estudio por Dr. Jaromir Ramón Pastora Benavides. Residente de Medicina Interna sobre el comportamiento de los factores de riesgo asociados a síndrome coronario agudo   plantea que el sobrepeso aumenta dos veces más el riesgo cardiovascular (99)

En un estudio por Dra. : KATHERIN LISBETH VILCHEZ CABRER sobre el comportamiento de los factores de riesgo asociados a síndrome coronario agudo plantea que la obesidad y la enfermedad coronaria precoz en familiar de primer grado aumentan la prevalencia de padecer un evento coronario en 2.4 veces y 1.41 veces consecutivamente (101), por otra parte en un estudio por (American Association, se plantea que un aumento de grasa abdominal y/o visceral se relaciona con trastornos bioquímicos y clínicos que pueden incrementar el riesgo cardiovascular (100)

Nuestra investigación coincide con los estudios antes mencionados al señalar la obesidad como un factor predisponente que en la muestra ocupo el cuarto lugar en orden de prioridad dentro de otros factores estudiado

CONCLUSIONES:

En la etapa 2019-2020, las cardiopatías isquémicas en adultos mayores del consultorio 8 del área de manacas predominan en pacientes masculinos y se incrementa directamente proporcional a la edad. La angina es la más frecuente. Todos los factores estudiados se comportaron como predisponentes para el desarrollo de cardiopatías destacan la hipertensión arterial, la dislipidemia y la diabetes mellitus por ese orden.

RECOMENDACIONES:

Recomiendo sobre la base de los factores identificados desarrollar intervenciones que permitan el control y la disminución de los mismos para evitar ñas cardiopatías isquemicas en los adultos mayores.

REFERENCIAS BIBLIOGRÁFICAS

1. Escaned Barbosa Breve historia del corazón y de los conocimientos cardiológicos. Madrid, 2016

2. Bazzino O Tercera definición universal de infarto de miocardio Uruguay 2018

3. Ruiz E Factores de riesgo cardiovasculares en mayores de 80 años disponible en en:https://www.scielo. org.pe/scielo

4. Borda L, Medina F . Estrategias de reperfusion usadas en pacientes con síndrome coronario agudo sin e3levacion del segmento ST . ,Madrit 2019

5. Organización Mundial de la Salud, Enfermedades Cardiovasculares 2017 [sitio en Internet]. [citado 18 dic 2017]. Disponible en: http://www.who.int/es/newsroom/fact-sheet/detail /cardiovascular - diseases

6. Bonow R, Mann D, Zipes D, Tratado de Cardiología 2 da Edición   2016, capitulo 50

7. Aje TO, Miller M. Cardiovascular disease: a global problem extending into the developing world. World J Cardiol 2016

8. Vanegas V. Marvin. Factores asociados a infarto agudo del miocardio en los pacientes ingresados en el hospital Antonio Lenin Fonseca durante

el 2015. Tesis para obtener el Título de Especialista en Emergencia. 2016, Nicaragua.

9. Royo-Bordonada M, Armario P, Lobos Bejarano J, Botet J, Villar Álvarez F, Elosua R. Adaptación española de las guías europeas del 2016 sobre prevención de enfermedad cardiovascular en la práctica clínica. Rev. Esp Salud Pública [internet].2016 . Disponible en http://www.msc.es/resp. http://www.ceipc.inf.

10. Melo-Barbosa O. Enfermedad cardiovascular: creencias y prácticas en la adherencia al tratamiento. Rev Cienc. Cuidad [internet]. Disponible en http://www.dx.doi.org/10.22463/1794831.1410. pdf 12. Archury-Beltran L. Validez y confiabilidad del cuestionario para medir I

11. Brant L, Moraes D, Ribeiro A. Salud global y enfermedad cardiovascular. Rev Urug Cardiol [internet]. 2015 [consulta 06 de septiembre 2018]; Disponible en http://www.scielo.edu.uy > scielo.pdf

12. González Juanatey J. nuevo enfoque terapéutico para la prevención secundaria del riesgo cardiovascular. Rev Esp Cardiol [internet]. 2017 . Disponible en http://www.scielo.edu.uy > scielo.pdf

13. Texas Heart Institute. Factores de riesgo cardiovascular. 2018. [Internet]. Disponible en: https://www.texasheart.org/hearthealth/heart-information-center/topics/factores-de-riesgo-cardiovascular/

14. Reis E, Takao C, Zimmer A, Batista V, De Lima J, Leite A. Asociación de factores de riesgo cardiovasculares con las diferentes presentaciones del síndrome coronario agudo. Rev Latino-Americana de Enfermagem. [En línea]. 2019. [], Vol 22 N°04. Disponible en http://www.scielo.br/scielo.php?pid=S010411692014000400538&script=sci_arttext&tlng=e

15. Dr. Alberto Caccavo, El infarto agudo de miocardio, un problema de salud pública; Rev. argent. cardiol. vol.78 no. Ecuador mayo/jun. 2016

16. Carro A., Bastiaenen R., Kaski J.C. Enfermedad cardiovascular en el anciano: comentario.Rev Esp Cardiol. 2016

17. Prieto Domínguez T ,Doce Rodríguez V, Serra Valdez MA .Factores `predictores de mortalidad en infarto agudo de miocardio. Rev Finlay [internet].2017 disponible http://scielo.sld.cu/.php/scrip/

18. Centro de estudio de población y desarrollo. El envejecimiento de la Población Cubana y sus territorios [internet].La Habana oficina Nacional de Estadisticas,2009 [citado 14 Enero 2016].Disponible en http://www. One.cu.sld.cu/. publicaciones/cepede/ envejecimiento / envejecimiento 2009. ´pdf

19. Rocabruno Mederos JC.Tratado de gerantologia y geriatría clínica .La Habana Cientifico Tecnica 2016

20. Landrave O Gómez. Transición epidemiológica y las enfermedades crónicas no trasmisibles en las Américas y en Cuba, el programa de intervención cubano. Reporte técnico de vigilancia 2016

21. Ministerio de Salud Pública. Anuario Estadístico de Salud 2020 [internet]. La Habana: Dirección Nacional de Registros Médicos y Estadísticas de Salud; 2020abr. [citado 10 ene.2020]. Disponible enhttp://files.sld.cu/dne/files/2020/04/anuario_2020.pdf

22. Santos   R, Nápoles M. Comportamiento del infarto agudo de miocardio en adultos mayores atendidos en el Policlínico XX Aniversario. CorSalud 2016

23. Oficina Nacional de Estadística e Información. Anuario Estadístico 2019. Villa Clara

24. Santos M , Lanas, f., Toro, V., Cortes, R., Sánchez, A. (2008). Interheart, un Estudio de casos y controles sobre factores de riesgo de Infarto del Miocardio en el Mundo y américa Latina. Reflexión sobre un artículo original. Revista de los estudiantes de la Universidad Industrial de Santander Medicas UIS. Disponible en: http://www.medicasuis.org/anteriores/volumen21.3/5.pdf

25. Gómez Sánchez, G., Castellanos Olivares, A. (2015). Factores de Riesgo Cardiovascular en el Paciente Geriátrico: Prevención Primaria y Secundaria. Identificación del Riesgo Perioperatorio. Vol. 28 (1), 189-

196 Disponible en:

http://web.a.ebscohost.com/ehost/pdfviewer/pdfviewer?sid=b359edfd-
8d2d-4727- a264-64e271268972%40sessionmgr4008&vid=5&hid=410

26. Vélez C, Gil L, Avila C, López A. Factores de riesgo cardiovascular y
variables asociadas en personas de 20 a 79 años en Manizales,
Colombia. Universidad y Salud. 2015

27. Ramiro Rodríguez M. El problema de la cardiopatía isquémica en Cuba
Disponible en http://bvs.sld.cu/revistas/res/vol14

28. Aje TO, Miller M. Cardiovascular disease: a global problem extending
into the developing world. World J Cardiol 2018;

29. Allender S, Scarborough P, Peto V, Rayner M, Leal J, Luengo-Fernandez
R, et al. European Cardiovascular Disease Statistics 2017 Edition.
European Heart Network; 2017;

30. Baena Díez JM, del Val García JL, Tomàs Pelegrina J, Martínez Martínez
JL, Martín Peñacoba R, González Tejón I, et al. Epidemiología de las
enfermedades cardiovasculares y factores de riesgo en atención
primaria. Revista Española de Cardiología. 2015;

31. Celermajer DS, Chow CK, Marijon E, Anstey NM, Woo KS.
Cardiovascular disease in the developing world: prevalences, patterns,
and the potential of early disease detection. JACC. 2018;

32. Gibbons RJ, Balady GJ, Bridker JT et al. ACC/AHA 2016 guideline update for exercise testing: a report of the American College of Cardiology/American Heart Association Task Force on Practice guidelines, 2016 Disponible (http://www.acc.org/clinical/guidelines/exercise/dirIndex.htm.2016).

33. Banka VS, Helfant RH. Temporal sequence of dynamic contractile characteristcs in ischemic and nonischemic myocardium after the coronary ligation. Am J Cardiol. 2016;

34. Celermajer DS, Chow CK, Marijon E, Anstey NM, Woo KS.Cardiovascular disease in the developing world: prevalences, patterns, an thepotential of early disease detection. JACC. 2018;

35. Filqueiras Ramas D,Juan Baguda J .Manual CTO Cardiologia y cirugía cardiovascular Medicina Interna 9 edicion Madrit   CTO 2017.

36. Álvarez Sintes R. Medicina General Integral. La Habana: Ciencias Médicas; 2014; Vol. 4: Medicina y Salud

37. Roca Goderich Mecina Interna. La Habana Ciencias Médicas 2017 Tomo II Medicina y Salud

38. Días Villanueva Manual de cardiopatía en el paciente anciano .Madrit Ciencias Médicas 2018

39. Gibbons RJ, Balady GJ, Bridker JT et al. ACC/AHA 2016 guideline update for exercise testing: a report of the American College of

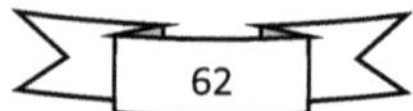

Cardiology/American Heart Association Task Force on Practice guidelines, 2016   Disponible (http://www.acc.org/clinical/guidelines/ exercise/dirIndex.htm.2016).

40. Albero Medrano. Incidencia y prevalencia de la cardiopatia izquemica . Rev Esp de Salud Publica 2016

41. Artalejo Rodriguez .Congreso de las enfermedades cardiovasculares.Rev española de cardiología 2017

42. Brizuela.Guardiola.Cardiopatia isquemica a nivel primario rev Española de cardiologia

43. Ades PA. Cardiac rehabilitation and secondary prevention of coronary heart disease. N Engl J Med. 2016

44. Agati L, Majo F.D, Madonna M.P, Celani F, Funaro S, Tonti G. Assessment of myocardial viability in patients with postischemic left ventricular dysfunction: role of myocardial contrast echocardiography. Echocardiography. 2016

45. Rojo Cruz. Epidemiologia de las enfermedades Cardiovasculares.Medicina Preventiva ySalud Publica.2015

46. Gibbons RJ, Balady GJ, Bridker JT et al. ACC/AHA 2016 guideline update for exercise testing: a report of the American College of Cardiology/American Heart Association Task Force on Practice

guidelines, 2016   Disponible (http://www.acc.org/clinical/guidelines/ exercise/dirIndex.htm.2016).

47. Marrugat J., García M., Elosua R., Aldasoro E., Tormo M.J., Zurriaga O., et al. Short-term (28 days) prognosis between genders according to the type of coronary event (Q-wave versus non–Q-wave acute myocardial infarction versus unstable angina pectoris). The American journal of cardiology. 2018

48. Marrugat J, Sala J, Masià R, Pavesi M, Sanz G, Valle V, et al. Mortality differences between men and women following first myocardial infarction. JAMA. 2016.

49. Sanz GA. Estratificación del riesgo en los síndromes coronarios agudos: un problema no resuelto. Rev Esp Cardiol. 2017;

50. Savonittoa S, Moricib N, De Servic S. El tratamiento de síndromes coronarios agudos de ancianos y pacientes con comorbilidades. Rev Esp Cardiol. 2016;

51. Tahir SM, Price LL, Shah PB, Welt FG. Eighteen year (1985- 2016) analysis of incidence, mortality, and cardiac procedure outcomes of acute myocardial infarction in patients > or = 65 years of age. Am J Cardiol. 2016.

52. Viana Tejedor, Ana. Evolución temporal del tratamiento del infarto agudo de miocardio en pacientes ancianos y su impacto en la supervivencia

acorto y largo plazo. Dirigida por Héctor Bueno y Francisco Fernández-Áviles. Universidad Complutense de Madrid. Facultad de Medicina, 2018

53. Lanas, f., Toro, V., Cortes, R., Sánchez, A. (2008). Interheart, un Estudio de casos y controles sobre factores de riesgo de Infarto del Miocardio en el Mundo y américa Latina. Reflexión sobre un artículo original. Revista de los estudiantes de la Universidad Industrial de Santander Medicas UIS. Disponible en: http://www.medicasuis.org/anteriores/volumen21.3/5.pdf

54. Reis E, Takao C, Zimmer A, Batista V, De Lima J, Leite A. Asociación de factores de riesgo cardiovasculares con las diferentes presentaciones del síndrome coronario agudo. Rev Latino-Am Enfermagem. [En línea].2014. [Citado 16-03-2019], 22(4); 538-46. Disponible en: http://www.scielo.br/pdf/rlae/v22n4/es_0104-1169-rlae-22-04-00538.pd

55. Pila R, Rodriguez A, Padron G, Risco O, Kwaku K. Infarto de miocardio en ancianos. Estudio comparativo. Anales de Cirugía Cardíaca y Vascular. 2016

56. Dra. Julia Tamara Álvarez Cortés, Dra. Vivian Bello Hernández, II Dra. Gipsy de los Ángeles Pérez Hechavarría, Dr. Orlando Antomarchi Duany I yDra. María Emilia Bolívar Carrión, Factores de riesgo coronarios asociados al infarto agudo de miocardio en el adulto mayor,

REVISTA SCIELO- MEDISAN vol.17 no.1 Santiago de Cuba ene. 2016

57. Christopher J O'Donnel y col. Factores de riesgo cardiovascular. Perspectivas derivadas del Framingham Heart Study. Revista Española de Cardiología. Vol. 61. Núm. 03. Marzo 2008 Quintanar Guzmán A. (2010). Análisis de la calidad de vida en adultos mayores del municipio de tetepango, Hidalgo a través del instrumento whoqol-bref. Universidad Autónoma del Estado de Hidalgo. Tesis de pregrado. Disponible en:

http://www.uaeh.edu.mx/nuestro_alumnado/esc_sup/actopan/licenciat ura /Analisis%20de%20la%20calidad%20de%20vida.pdf

58. Rodríguez Daza, K. D. (2011). Vejez y Envejecimiento. Grupo de Investigación en Actividad Física y Desarrollo Humano. Universidad del Rosario. Escuela de Medicina y Ciencias de la Salud. Madrid: Ed. Díaz de Santos, 2018. Disponible en:

http://www.urosario.edu.co/urosario_files/dd/dd857fc5-5a01-4355-b07a-e2f 0720b216b.pd

59. Alonso J., Bueno H., Bardají A., García-Moll X., Badia X., Layola M., Carreño A. Influencia del sexo en la mortalidad y el manejo del síndrome coronario agudo en España. Rev Esp Cardiol. 2017;

60. Baena Díez JM, del Val García JL, Tomàs Pelegrina J, Martínez Martínez JL, Martín Peñacoba R, González Tejón I, et al.

Epidemiología de las enfermedades cardiovasculares y factores de riesgo en atención primaria. Revista Española de Cardiología. 2015

61. Banegas JR, Villar F, Graciani A, Rodríguez-Artalejo F. Epidemiología de las enfermedades cardiovasculares en España Rev Esp Cardiol Supl. 2016

62. Brahmajee K, Pharoah PO, Ventava SK.. Reperfusion therapy in Myocardial infarction. Am J Pulic Health. 2003;

63. Andrés E, Cordero A, Magána P, Alegría E, León M, Luengo E, et al. Mortalidad a largo plazo y reingreso hospitalario tras infarto agudo de miocardio: un estudio de seguimiento de ocho años. Rev Esp Cardiol. 2012;

64. Avezum A, Makdisse M, Spencer F, Gore JM, Fox KA, Montalescot G, et al. Impact of age on management and outcome of acute coronary syndrome: observations from the Global Registry of Acute Coronary Events. American Heart Journal. 2015;

65. Banka VS, Helfant RH. Temporal sequence of dynamic contractile characteristcs in ischemic and nonischemic myocardium after the coronary ligation. Am J Cardiol. 1974; 34: 158-162

66. Bauer T, Koeth O, Junger C, Heer T, Wienbergen H, Gitt A, et al. Effect of an invasive strategy on in-hospital outcome in elderly patients with non-STelevation myocardial infarction. European Heart Journal. 2017;

67. Delcán JL. Cardiopatía Isquémica. Epidemiología de la Cardiopatía Isquémica: Factores de Riesgo y Prevención Primaria. Madrid: Salvat ediciones; 2006

68. Sanz GA. Estratificación del riesgo en los síndromes coronarios agudos: un problema no resuelto. Rev Esp Cardiol. 2018

69. Dr. José Antonio González Pompa y col. Factores de riesgo para la ocurrencia de infarto agudo del miocardio en pacientes fumadores. Hospital General Universitario "Carlos Manuel de Céspedes" Bayamo. Granma, Cuba

70. MayUS Dept of Health and Human Services. The Health Benefits of Smoking Cessation.A report of the Surgeon General. USDHHS, Centers for Disease Control. Office of Smoking and Health; 1990.DHHS Publication (CDC) 2017-2018

71. Serrano M, Madoz E, Ezpeleta I, San Julián B, Amezqueta C, Pérez Marco JA. Abandono del tabaco y riesgo de nuevo infarto en pacientes coronarios: estudio de casos y controles anidado. Rev Esp Cardiol 2016

72. Castelo L; Licea M. Dislipoproteinemia y diabetes mellitus. Rev Cubana CardiolCirCardiovasc 2016

73. Velázquez-Monroy O, Rosas Peralta M, Lara Esqueda A, Pastelín Hernández G, Castillo C, Attie F, et al. Prevalencia e interrelación de

enfermedades crónicas no transmisibles y factores de riesgo cardiovascular en México: resultados finales de la Encuesta Nacional de Salud (ENSA) 2000. Arch Cardiol Mex. 2008

74. González Maqueda I. Hipertensión arterial y cardiopatía isquémica . Rev. Esp. Cardio. 2018;

75. Bertomeu V, Quiles J. La hipertensión en atención primaria: ¿conocemos la magnitud del problema y actuamos en consecuencia? Rev Esp Cardiol. 2017

76. Cordero A, Moreno J, Alegría E. Hipertensión arterial y síndrome metabólico. Rev Esp Cardiol. 2016

77. Mancia G, Laurent S, Agabiti-Rosei E, Ambrosioni E, Burniere M, Caulfieldf MJ, et al. Reappraisal of European guidelines on hypertension management: a European Society of Hypertension Task Force document. J Hypertens. 2019

78. López F, Cortés M. 72 . Mancia G, Laurent S, Agabiti-Rosei E, Ambrosioni E, Burniere M, Caulfieldf MJ, et al. Reappraisal of European guidelines on hypertension management: a European Society of Hypertension Task Force document. J Hypertens. 2019 Obesidad y corazón. RevEsp Cardiol.2019

79. Hastie CE, Padmanabhan S, Slack R, Pell AC, Oldroyd KG, Flapan AD, et al. Obesity paradox in a cohort of 4880 consecutive patients undergoing percutaneous coronary intervention. Eur Heart J 2018

80. Edelsio Dorta Rodríguez; 1 Roberto Javier Tablada Ramírez; 2 Aracelis de la Caridad Arias Jiménez. Factores de riesgo de infarto agudo del miocardio en pacientes con diagnóstico de hipertensión arterial. Multimed. Revista Médica. Granma 2017

81. Gonzalez Ramírez. Índice de apego a medidas higiénico dietéticas en pacientes con cardiopatías isquémicas Revista Médica. Veracruz 2016

82. Ahern, D. K., Gorkin, L., & Anderson, J. L. (2001). Biobehavioral variables and mortality or cardiac arrest in the Cardiac Arrhythmia Pilot Study (CAPS). American Journal of Cardiology, 66, 59-62.

83. Álvarez A, Rodríguez L, Chacón T. Factores de riesgo de la miocardiopatía hipertensiva. Rev Cubana Med 2016(consultado 12 de mayo de 2016);46(1). Disponible en:http://scielo.sld.cu/scielo.php?script=sci_arttext&pid=S0034-75232007000100003&lng=es&nrm=iso&tlng=es

84. Velázquez-Monroy O, Rosas Peralta M, Lara Esqueda A, Pastelín Hernández G, Castillo C, Attie F, et al. Prevalencia e interrelación de enfermedades crónicas no transmisibles y factores de riesgo

cardiovascular en México: resultados finales de la Encuesta Nacional de Salud (ENSA) 2000. Arch Cardiol Mex. 20018

85. Dra. Cisneros Sánchez, Factores de riesgo de la cardiopatía isquémica Revista Cubana de Medicina General Integral La Habana 2013

86. Días Aguila Carscterizacion de los factores de riesgo vascular en pacientes adultos CorSalud 2018 Villa Clara Cuba

87. Alfonso Alfonso Caracterizacion de los factores de riego en pacientes con cardiopatía crónica Rev. Med Electron 2017 Sagua la Grande

88. Sociedad Española de Cardiología. La raza condiciona el riesgo cardiovascular RevEsp Cardiol.2019

89. Castro Gutiérrez Cardiopatía isquémica formas clínicas y complicaciones MEDICIEGO 2015

90. Delcán, J.L. Cardiopatía Isquémica. Epidemiología de la Cardiopatía Isquémica: Factores de Riesgo y Prevención Primaria. Madrid 2018.

91. Royo Ma,Lobos JM el estado de la prevención cardiovascular en España. Medicina Clínica [Internet].2016 disponible en http://udaceba.cat. One.cu.sld./. wepet content/uploads/ 2018

92. Nelson DE, Kinkerdall RS, Lawton RL et al. Surveillance for smoking-attributable mortality and years of potential life lost; by state United States, 2016 MMWR CDC 2016

93. Blumel MJE, Prieto DJC, Leal IT. Impacto de los factores de riesgo coronario en mujeres de edad media. Rev. Méd Chile. 2018

94. Andrés E, León M, Cordero A, Magallón R, Magán P, Luengo E, et al. Factores de riesgo cardiovascular y estilo de vida asociados a la aparición prematura de infarto agudo de miocardio. RevEspCardiol. 2017

95. Roka Ivanova Giorgeva .Factores de riesgo cardiovasculares .Editorial universidad de Granada .Rev ESp 2018

96. Santos C, Badimón J. Lipoproteínas de alta densidad y reducción de riesgo cardiovascular: ¿promesas o realidades? RevEspCardiol. 2017

97. Chapman JM, Goerke LS,.Dixon W. Measuring the risk of coronary heart disease in adult population groups.Public Health 2017

98. Guallar P, Gil M, León L, Graciani A, Bayán A, Taboada J, et al. Magnitud y manejo de la hipercolesterolemia en la población adulta de España, 2008-2010: el estudio ENRICA. RevEspCardiol. 2017

99. Dr. Jaromir Ramón Pastora Benavides Tesis doctoral. Factores de Riesgo Asociados a Síndrome Coronario Agudo en el Departamento de Medicina Interna HEODRA . Disponible en: http://hera.ugr.es/tesisugr/15888794.pdf (consultado 12 de mayo 2017).

100. Masterson R, Smeeth L, Gilman R, Miranda J. Physical activity and cardiovascular risk factors among rural and urban groups and rural-to-urban migrants in Peru: a cross-sectional study. Rev PanamSaludPublica 2017[citado 2017Mar21].Disponible en:http://www.scielosp.org/pdf/rpsp/v28n1/v28n1a01.pdf 48

101. Dra. : Katherin Lisbet Vilchez Cabrera .Tesis doctoral Comportamiento de los factores de riesgo asociados a síndrome coronario agudo Disponible : www.sac.org.ar/rac/2003/v4_b/cg-1.pdf

Tabla 1

Distribución de adultos mayores con cardiopatías (casos) según edad y sexo. Consultorio Médico 8. Área de salud Manacas. 2019-2020

Edad	Adultos Mayores con cardiopatía Isquémica (Casos)					
	Masculino		Femenino		TOTAL	
	No.	%	No.	%	No.	%
‹65 a70 AÑOS	4	11.7	3	8.82	7	20.5
Mayor 70 AÑOS	17	50	10	29.4	27	79.5
Total	21	61.7	13	38.2	34	100

Tabla 2

Distribución de adultos mayores con cardiopatías (casos) según color de la piel. Consultorio Médico 8. Área de salud Manacas. 2019-2020

Color de la piel	No.	%
Blanco	25	73.52
No blanco	9	26.47
Total	34	100

Tabla 3

Distribución de adultos mayores con cardiopatías (casos) según tipo de cardiopatía Consultorio Médico 8. Área de salud Manacas. 2019-2020

Tipo de cardiopatía	No.	%
Angina	16	47.05
Insuficiencia cardiaca	11	32.35
Síndrome coronario agudo	7	20.58
Total	34	100

Tabla 4

Distribución de adultos mayores con cardiopatías (casos) según antecedente patológico familiares de primer grado. Consultorio Médico 8. Área de salud Manacas. 2019-2020

APF de Cardiopatía isquémica en familiar de primer grado	Grupo casos		Grupo Control		OR
	No	%	No	%	
Con APF	29	85.2	18	52.9	5.1
Sin APF	5	14.7	16	47.0	
Total	34	100	34	100	

Tabla 5

Distribución de adultos mayores con cardiopatías (casos) según el habito de fumar. Consultorio Médico 8. Área de salud Manacas. 2019-2020

Habito de fumar	Grupo Casos		Grupo Control		OR
	No	%	No	%	
Fumador	28	82.35	23	67.34	
No fumador	6	17.64	11	32.35	2.23
Total	34	100	34	100	

Tabla 6

Distribución de adultos mayores con cardiopatías (casos) según antecedentes patológicos personales de diabetes mellitus. Consultorio Médico 8. Área de salud Manacas. 2019-202

Diabetes Mellitus	Grupo casos		Grupo Control		OR
	No	%	No	%	
Con APP de diabetes mellitus	18	52.94	3	8.82	12.3
Sin APP de diabetes mellitus	16	47.05	31	91.17	
Total	34	100	34	100	

Tabla 7

Distribución de adultos mayores con cardiopatías (casos) según antecedentes patológicos personales de hipertensión arterial. Consultorio Médico 8. Área de salud Manacas. 2019-202

APP de Hipertensión arterial	Grupo casos		Grupo Control		OR
	No	%	No	%	
Con APP	33	97.05	20	58.82	23.1
Sin APP	1	2.94	14	41.17	
Total	34	100	34	100	

Tabla 8

Distribución de adultos mayores con cardiopatías (casos) según antecedentes patológicos personales de dislipidemia. Consultorio Médico 8.   Área de salud Manacas. 2019-2021

Dislipidemia	Grupo casos		Grupo Control		OR
	No	%	No	%	
Con dislipidemia	28	82.35	8	23.52	15.1
Sin dislipidemia	6	17.64	26	76.47	
Total	34	100	34	100	

Tabla 9

Distribución de adultos mayores con cardiopatías (casos) según antecedentes patológicos personales de obesidad. Consultorio Médico 8.   Área de salud Manacas. 2019-2021

APP de Obesidad	Grupo Casos		Grupo Control		OR
	No	%	No	%	
Con APP	32	94.11	24	70.58	6.66
Sin APP	2	5.88	10	2.94	
Total	34	100	34	100	

Anexo 1

Consentimiento Informado

POLICLÍNICO UNIVERSITARIO MANACA

SANTO DOMINGO.

Yo: _________________________________ he sido informado de la importancia que tiene la morbimortalidad por cardiopatías isquémicas en la población del adulto mayor del CMF no 8 del área de salud de Manacas, que en la actualidad representan un serio problema de salud por lo que se hace necesario recopilar información sobre las mismas y elevar el estado de conocimiento de su prevención y manejo para mejorar el estado de salud de esta población. El estudio que se realizará será a través de cuestionarios anónimos y la información recogida sólo será empleada con fines investigativos, por lo que declaro estar informado del objetivo así como de haber recibido una explicación de la utilidad de la investigación. Se me ha comunicado que en caso de no cooperar con el estudio esto no representará problemas para mi persona y mi atención por el personal de salud.

Y para que quede constancia de lo anterior se firma este documento en Manacas a los _____ días, del mes de ___________ del 20_ _.

_________________   CI: _ _ _ _ _ _ _ _ _ _ _

Firma

Anexo 2

Entrevista

1- ¿Usted Fuma o fumaba?

2- ¿Qué Tiempo estuvo fumando?

3- ¿Qué número de cigarrillos fuma o se fumaba diario?

4- ¿En su casa o trabajo fuman?

5- ¿Usted presenta frecuentemente   infecciones respiratorias bajas?

6- ¿Cuántas veces al año?

Anexo 3

Guía de revisión de historias clínicas

-Edad al enfermarse.

-Antecedentes patológicos personales de hipertensión arterial, de diabetes mellitus, de dislipidemia

-Antecedentes patológicos familiares de primera linea.

-Indicé de masa corporal

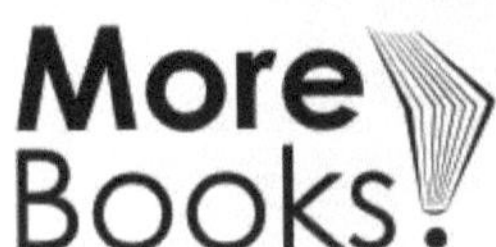

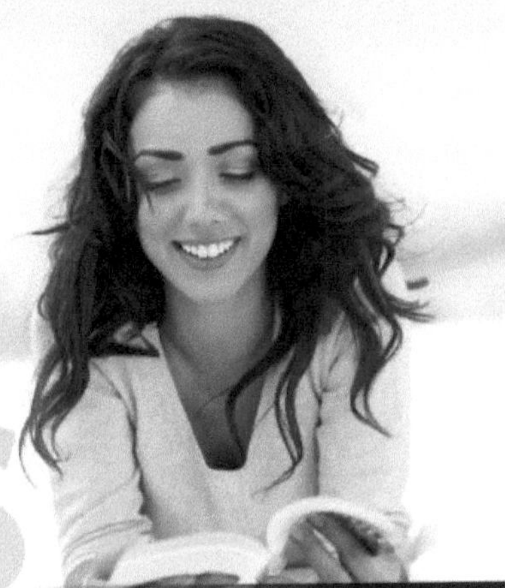

I want morebooks!

Buy your books fast and straightforward online - at one of world's fastest growing online book stores! Environmentally sound due to Print-on-Demand technologies.

Buy your books online at
www.morebooks.shop

¡Compre sus libros rápido y directo en internet, en una de las librerías en línea con mayor crecimiento en el mundo! Producción que protege el medio ambiente a través de las tecnologías de impresión bajo demanda.

Compre sus libros online en
www.morebooks.shop

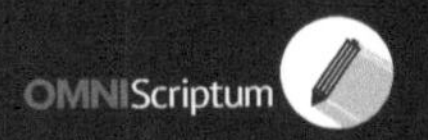

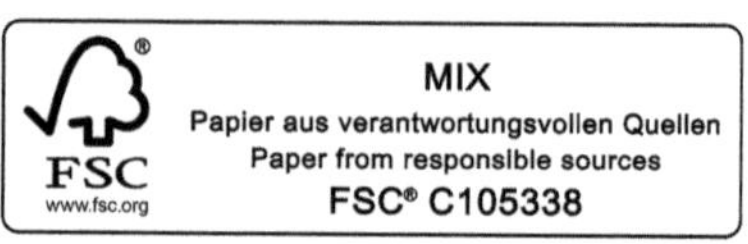